Citologia Clínica da Mama
Bases Citomorfológicas

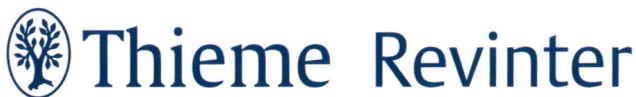

Citologia Clínica da Mama

Bases Citomorfológicas

Jacinto da Costa Silva Neto, PhD
Pós-Doutorado em Oncologia pela McGill University – Quebec, Canadá
Doutorado em Ciências pelo Instituto de Ciências
Biomédicas da Universidade de São Paulo
Mestrado em Biofísica Celular com Especialização em Citopatologia
pela Universidade Federal de Pernambuco (UFPE)
Especialista em Análises Clínicas pela Sociedade Brasileira de Análises
Clínicas (SBAC) e Citopatologia pela UFPE
Professor-Associado na UFPE
Professor em Cursos de Graduação e Pós-Graduação (*Lato Sensu e Stricto Sensu*)

Thieme
Rio de Janeiro • Stuttgart • New York • Delhi

Dados Internacionais de Catalogação na Publicação (CIP)

N469c

Neto, Jacinto da Costa Silva

Citologia Clínica da Mama: Bases Citomorfológicas / Jacinto da Costa Silva Neto – 1. Ed. – Rio de Janeiro – RJ: Thieme Revinter Publicações, 2019.

102 p.: il; 21 × 28 cm.

Inclui Bibliografia e Índice Remissivo.

ISBN 978-85-5465-149-7

1. Citologia da Mama – Avaliação, Lesões, Alterações. 2. Elaboração de Laudos. I. Título.

CDD: 618.19
CDU: 611.69:576

Nota: O conhecimento médico está em constante evolução. À medida que a pesquisa e a experiência clínica ampliam o nosso saber, pode ser necessário alterar os métodos de tratamento e medicação. Os autores e editores deste material consultaram fontes tidas como confiáveis, a fim de fornecer informações completas e de acordo com os padrões aceitos no momento da publicação. No entanto, em vista da possibilidade de erro humano por parte dos autores, dos editores ou da casa editorial que traz à luz este trabalho, ou ainda de alterações no conhecimento médico, nem os autores, nem os editores, nem a casa editorial, nem qualquer outra parte que se tenha envolvido na elaboração deste material garantem que as informações aqui contidas sejam totalmente precisas ou completas; tampouco se responsabilizam por quaisquer erros ou omissões ou pelos resultados obtidos em consequência do uso de tais informações. É aconselhável que os leitores confirmem em outras fontes as informações aqui contidas. Sugere-se, por exemplo, que verifiquem a bula de cada medicamento que pretendam administrar, a fim de certificar-se de que as informações contidas nesta publicação são precisas e de que não houve mudanças na dose recomendada ou nas contraindicações. Esta recomendação é especialmente importante no caso de medicamentos novos ou pouco utilizados. Alguns dos nomes de produtos, patentes e design a que nos referimos neste livro são, na verdade, marcas registradas ou nomes protegidos pela legislação referente à propriedade intelectual, ainda que nem sempre o texto faça menção específica a esse fato. Portanto, a ocorrência de um nome sem a designação de sua propriedade não deve ser interpretada como uma indicação, por parte da editora, de que ele se encontra em domínio público.

Contato com o autor:
jacintcosta@hotmail.com
www.jacintocosta.com.br

© 2019 Thieme Revinter Publicações Ltda.
Rua do Matoso, 170, Tijuca
20270-135, Rio de Janeiro – RJ, Brasil
http://www.ThiemeRevinter.com.br

Thieme Medical Publishers
http://www.thieme.com

Capa: Thieme Revinter Publicações Ltda.

Impresso no Brasil por Gráfica Santa Marta Ltda.
5 4 3 2 1
ISBN 978-85-5465-149-7

Todos os direitos reservados. Nenhuma parte desta publicação poderá ser reproduzida ou transmitida por nenhum meio, impresso, eletrônico ou mecânico, incluindo fotocópia, gravação ou qualquer outro tipo de sistema de armazenamento e transmissão de informação, sem prévia autorização por escrito.

Dedicatória

A todos os meus ex-professores e ex-alunos. Foi com eles que aprendi a ser um profissional e a viver. Minha eterna gratidão!

Apresentação

A citologia clínica tem avançado muito rápido nos últimos anos, seja no estabelecimento de critérios citomorfológicos ou na sua aplicação. Inicialmente, experimentamos a consolidação do Sistema Bethesda para sistematização da citologia cervical; e, alguns anos depois, para citologia da tireoide. Isto são provas do nível de conhecimento acumulado, do volume de experiência compartilhada e dos diversos fóruns de discussão sobre o tema.

A aceitabilidade do método não é oriunda apenas para citologia cervical, mas para diversos tipos de tecidos e condições. Obviamente que os acessos mais fáceis foram os primeiros a serem estudados: o caso da citologia do colo uterino e descarga papilar. Entretanto, com a implementação da punção aspirativa com agulha fina (PAAF), o cenário mudou completamente; agora é possível o acesso a sítios que antes só se tinha por intervenção cirúrgica. Além disso, o método de coleta consagrou-se com o auxílio da ultrassonografia, resultando no aumento da adequabilidade das amostras e redução de falso-negativos. Contudo, faltava aperfeiçoar os critérios citomorfológicos para alguns tipos de tecidos ou sítios que ainda eram pouco conhecidos, bem como a sua associação a determinados tipos de lesões.

Com o advento da citologia em meio líquido ou de base líquida, ganhamos também algumas vantagens, como problemas de dessecamento, hemorragia, exsudato inflamatório e a solicitação de nova coleta. Além disso, tivemos um acréscimo substancial no emprego de técnicas auxiliares, principalmente moleculares, facilitando, por exemplo, a detecção e genotipagem para HPV.

Atualmente, a medicina tem avançado muito no sentido da preservação dos tecidos quando se refere a tumores, benignos ou malignos, ou seja, procedimentos conservadores que não necessitam da remoção do órgão, resultado do aperfeiçoamento dos métodos de detecção precoce e tratamentos mais específicos e eficientes. O ganho técnico pelo setor de diagnóstico por imagem é um destaque, bem como os diversos exames laboratoriais. A Citologia Clínica também tem contribuído, justamente pela sua praticidade, na coleta, no processamento, até a interpretação. Assim sendo, a citologia mamária tornou-se um método eficiente e que vem evoluindo com excelente aplicabilidade, isto porque amostras podem ser obtidas no próprio consultório médico, sem a necessidade de aparato hospitalar, anestesia e internamentos. Quando palpáveis, os nódulos podem ser imediatamente puncionados, e a amostra encaminhada ao laboratório. Isto é um real ganho para as pacientes, principalmente em países em desenvolvimento, nos quais realizar procedimentos cirúrgicos nem sempre é fácil ou até mesmo possível. Por exemplo, realizar biópsia demanda uma equipe multidisciplinar que pode ir do cirurgião ao patologista, onerando o serviço público e diminuindo o acesso de outros pacientes com necessidades prioritárias. Mesmo a *core* biópsia, que é "menos invasiva", torna-se um método custoso financeiramente e laboratorialmente. Não que a mesma deva ser evitada, mas que se reserve somente a casos onde a PAAF não seja recomendada e para conclusões diagnósticas após citologia prévia. É preciso ter ciência de que o algoritmo de investigação para o câncer de mama inclui a avaliação clínica, o exame de imagem e a análise morfológica, o qual pode ser iniciado ou até mesmo concluído com a citologia. Adicionalmente, o material colhido para citologia pode também ser utilizado para testes moleculares e imuno-histoquímicos ou, para ser mais específico, imunocitoquímicos. Esse aporte poderá colaborar no estabelecimento da conduta clínica mais eficiente.

É fato a forte substituição da PAAF por *core* biópsia, sob a alegação de sua superioridade, principalmente para os ocidentais, mas, como já mencionei, a PAAF é um método muito prático e eficiente, altamente sensível e específico para o diagnóstico de lesões mamárias e não deve ser desperdiçado. Portanto, os dois métodos se completam, a citologia como a primeira linha de investigação e *core* biópsia nos casos em que há dificuldade diagnóstica. Uma vez a citologia chegando à conclusão, por uma punção bem-feita e analisado por citologista experiente, evitam-se procedimentos subsequentes desnecessários, custosos e invasivos. Na verdade, deve-se considerar que, além de uma punção malfeita, um dos motivos do declínio do método é a falta de experiência dos patologistas do que o próprio método em si.

Este livro tem como objetivo colaborar na formação de novos citologistas clínicos em mama e fortalecer a descrição dos critérios citomorfológicos para os mais experientes. É claro que seria muita pretensão achar que seu conteúdo seja exclusivo ou inovador, não é a isso a que me refiro, mas a facilitação que o citologista encontrará aqui, relacionada a disposição de informações, a sistematização dos critérios citomorfológicos para reconhecimento das lesões e da padronização de laudos. De certo que há um grau de dificuldade para quem está iniciando neste tipo de citologia, motivo relevante pelo qual alguns desistem, resultado da dificuldade em entender sistematicamente a classificação e as sobreposições entre as lesões, bem como a melhor forma de elaborar laudos. Contudo, em decorrência destas dificuldades, as quais tenho observado ao longo dos mais de 20 anos de prática e ensino em citologia clínica (graduação e pós-graduação), associados a trabalhos científicos, congressos nacionais e internacionais, palestras, fóruns etc., disponibilizo aqui a experiência e dificuldades próprias, de colegas e de alunos. Espero que seja útil e contribua na eficiência técnica citológica.

Sucesso!

Atenciosamente,
Prof. Jacinto da Costa Silva Neto
Autor

Prefácio

O inverno do ano 2014-2015 foi particularmente duro no Québec. Com isso, não pretendo dar a impressão de que, nessa região da América do Norte, nós não estejamos acostumados a lidar com os caprichos da natureza – aqueles que já tiveram a chance de passar alguns meses em Montreal durante essa época do ano sabem bem o que significa ter de sair de suas casas a -25° C, aventurar-se nas ruas cobertas de neve e experimentar os "prazeres" da patinação involuntária nas calçadas cobertas de gelo. Ao final do inverno, os noticiários locais me confirmavam que eu não era o único a ter essa percepção: o inverno terminara com uma média de 3 graus a menos que os invernos precedentes, e algumas regiões da província experimentaram os glaciais (e dificilmente imagináveis) -50° C. Lembro que, durante alguns dias, as pessoas afirmavam ter lido em algum lugar que fazia mais calor na Lua do que no Québec. *Fake news aside...*

Um dos fatores que tornou aquele inverno especialmente difícil para mim foi o impasse intelectual e científico no qual eu me encontrava naquele momento. Eu estava começando o terceiro e último ano de um estágio pós-doutoral no prestigioso departamento de Oncologia da Universidade McGill, e minha pesquisa utilizando base de dados clínicos para prever sobrevida de pacientes com câncer da bexiga simplesmente não estava avançando. Para complicar as coisas, eu não tinha a menor ideia de que caminho deveria seguir e que decisões tomar em relação à minha carreira futura. Eu tinha, todavia, a noção de que a ciência e todos os produtos que derivam da investigação científica deveriam ser utilizados com um objetivo pragmático de melhorar a vida das pessoas, especialmente quando se trata de saúde e doença de populações vulneráveis através do planeta.

A equipe de pesquisa da qual eu fazia parte era especializada em estudos envolvendo HPV e câncer – câncer cervical sendo naturalmente o tipo mais comum de câncer associado a esse vírus, e, consequentemente, a vasta maioria dos estudos em curso na minha equipe eram consagrados às diversas facetas da doença. O núcleo metodológico comum desses estudos era o domínio da citologia clínica, e, durante o tempo em que passei no Departamento, tive a chance de conhecer citologistas de várias partes do mundo que, atraídos pela qualidade da ciência desenvolvida na Universidade McGill, vinham contribuir com os estudos e com a estimulante vida acadêmica daquela instituição. Eu sempre me impressionei com os potencias da citologia clínica: sua elegância conceitual (combinando saberes de disciplinas biomédicas complementares como a fisiologia, patologia e bioquímica) e sua relativa facilidade técnica de implementação (o que, na minha visão, representa uma ferramenta poderosa de diagnóstico prévio com possibilidades significativas de melhoramento da atenção em saúde primária). Meu interesse pela citologia clínica me levava, consequentemente, a interagir com os pesquisadores e citologistas que visitavam o Departamento. Meu objetivo era ganhar *insight* sobre os mais recentes avanços, estudos e técnicas e suas aplicações clínicas e, talvez, expandir meus domínios de atuação para o futuro.

Em março de 2015, o tão esperado fim do inverno (ou quase fim) trouxe o Professor Jacinto Costa à Universidade McGill. Jacinto ingressava no Departamento de Oncologia vindo da Universidade Federal de Pernambuco trazendo na sua bagagem de mão mais de 15 anos de experiência combinada em pesquisa, ensino e empreendedorismo laboratorial em citologia clínica no contexto do Nordeste brasileiro. Seu objetivo principal era de contribuir com o portfólio de estudos desenvolvidos pela equipe e solidificar sua experiência internacional em pesquisa citológica durante o ano 2015-16. O Diretor do Departamento (e nosso supervisor científico), o célebre pesquisador Dr. Eduardo Franco, logo agendou um encontro de boas-vindas para Jacinto, e perguntou-me se eu poderia participar. Uma vez que eu era o único brasileiro do departamento, tendo passado uma parte importante da minha vida na mesma região onde Jacinto vinha desenvolvendo sua carreira, de pronto aceitei o convite.

Eu já tivera ouvido falar do Professor Jacinto alguns anos antes quando eu ainda morava na região Nordeste – é justo dizer que sua reputação precedia sua presença. Seu talento oratório, simplificando conceitos científicos durante as aulas e em congressos, aliados à sua relação franca com alunos, sempre motivando-os a superar seus próprios limites, eram as afirmações mais comuns que vinham de meus colegas da época da graduação e mesmo de alguns de meus professores. Pessoalmente, eu não o conhecia antes do início de suas atividades no Departamento, e minha primeira surpresa foi o fato de ele ser apenas alguns anos mais velho do que eu. Outra grande e agradável constatação foi o interesse do Professor

Jacinto pela História, Literatura, Política e suas habilidades de síntese e escrita. O presente livro representa a materialização dessas qualidades científicas multidimensionais que são particulares à Jacinto – qualidades as quais eu tive a chance de constatar durante os últimos meses de meu trabalho no Departamento de Oncologia, e também durante os momentos nos quais eu e o Professor Jacinto dividíamos experiência sobre outro de nossos interesses comuns: a arte da degustação de cervejas artesanais.

Em *Citologia Clínica da Mama - Bases Citomorfológicas*, o Professor Jacinto sintetiza sua experiência em patologia mamária e técnica citológica laboratorial em um manual de leitura agradável no qual os capítulos podem ser apreciados em sequência, ou consultados de modo individual *au besoin*. Esse estilo intuitivo, e de uma certa forma cartesiano, de catalogar vastas quantidades de informação já poderia ser evidenciado em seu primeiro livro *Citologia Clínica do Trato Genital Feminino* publicado em 2012. O presente livro é pragmaticamente dividido em capítulos com conteúdo teórico/prático e um extenso capítulo bibliográfico ao final da obra. Os capítulos são caracterizados por uma linguagem direta que, a meu ver, em muito melhora o aproveitamento do tempo de consulta e estudo, e foca em dimensões pertinentes da gestão de amostras citológicas de mama. A sequência na qual o conteúdo é apresentado flui naturalmente das bases epidemiológicas do câncer de mama e aspectos gerais da citologia mamária, passando pelas técnicas laboratoriais relativas à coleta e processamento de amostras e, finalmente, culminando nos aspectos fisiológicos *versus* patológicos comumente observados na clínica citológica mamária de rotina. Um aspecto particularmente útil, tanto para estudantes de graduação/pós-graduação como para profissionais experientes, é o impressionante conjunto de figuras e imagens histológicas originadas majoritariamente do próprio laboratório de pesquisa do Professor Jacinto.

Citologia Clínica da Mama aparece em um momento oportuno. Devemos lembrar que o câncer de mama ainda é o tipo de câncer que mais acomete as mulheres em todo o mundo. No Brasil, dados do Ministério da Saúde (INCA) estimam em mais de 57.000 o número anual de casos incidentes. Segundo dados da Sociedade Brasileira de Mastologia, cerca de uma em cada 12 mulheres terão um tumor de mama no curso de suas vidas. Países em desenvolvimento possuem limitados recursos e usam diferentes estratégias para diagnosticar a doença, com significativo número de casos diagnosticados em estado avançado. A maioria da população nesses países depende do uso dos sistemas nacionais públicos de saúde, o que impacta diretamente os indicadores de diagnóstico. Fatidicamente, as estimativas e técnicas oriundas de países desenvolvidos podem, às vezes, não ser diretamente comparáveis às dos países em desenvolvimento, uma vez que as estruturas de saúde são deficitárias em países do Sul. A necessidade de manuais atualizados que sintetizam o uso da citologia clínica em contexto do carcinoma mamário e em sintonia com a realidade dos sistemas de saúde na América Latina é evidenciado pela escassez de livros sobre o tema em língua portuguesa ou espanhola. Esta importante contribuição do Professor Jacinto vem aumentar os recursos técnicos-pedagógicos no domínio da citologia mamária e representa uma valiosa ferramenta de aprendizado para estudantes, bem como um manual de referência e consulta para profissionais em início de carreira ou com vários anos de experiencia. Boa leitura!

Fabiano Santos
Ph.D.
Administrador sênior de programas de Desenvolvimento Internacional em Saúde e Ciências da Vida no Centro de Pesquisas para o Desenvolvimento Internacional – Ministério do Desenvolvimento Internacional do Canadá.
Ottawa, Canadá

Colaboradores

Almir Galvão Vieira Bitencourt
Médico Formado pela Faculdade de Medicina da Universidade Federal da Bahia (UFBA)
Residência Médica em Radiologia e Diagnóstico por Imagem A. C. Camargo Cancer Center (SP)
Fellow em Imagem da Mama no A. C. Camargo Cancer Center (SP)
Título de Especialista em Radiologia e Diagnóstico por Imagem pelo Colégio Brasileiro de Radiologia (CBR)
Doutor em Oncologia pela Fundação Antônio Prudente - A. C. Camargo Cancer Center Orientador do Curso de Pós-Graduação em Ciências da Fundação Antônio Prudente - Área de Oncologia
Atua como Médico e Pesquisador em Diagnóstico por Imagem, Oncologia, Radiologia Intervencionista, Imagem da Mama, Ultrassonografia, Tomografia Computadorizada, Ressonância Magnética e PET-CT

Berlley Silva Meira
Farmacêutico Bioquímico pela Universidade Tiradentes, SE
Especialista em Administração Hospitalar e Citologia Clínica
Professor da Disciplina de Citologia Clínica do Curso de Farmácia na Universidade Estadual do Sudoeste da Bahia (UESB)
Citologista do Diagnóstica Laboratório em Jequié, BA
Idealizador do Software HASS® para Digitação de Laudos Citológicos e do CAPACITOPROF® - Programa de Educação Permanente e Controle Externo de Qualidade por Imagens *On-Line* (Cervicovaginal)

Elyda Gonçalves de Lima
Pós-Doutorado e Doutorado em Genética
Mestre em Inovação Terapêutica pela Universidade Federal de Pernambuco (UFPE)
Professora Pós-Doc I e Coordenadora dos Laboratórios do Centro Universitário Brasileiro (UNIBRA)

Luciana Graziano
Médica Formada pela Universidade de Mogi das Cruzes (UMC)
Residência Médica em Radiologia e Diagnóstico por Imagem A. C. Camargo Cancer Center (SP)
Fellow em Imagem da Mama no A. C. Camargo Cancer Center (SP)
Atua como Médica Titular nos Setores de Ultrassonografia e Mamografia do A. C. Camargo Cancer Center e no Laboratório Gimi Medicina Diagnóstica, SP

Luiz Marcelo Warnecke Espoladore
Biomédico, Especialista em Citologia Oncótica pela Associação Brasileira de Biomedicina e Instituto Adolfo Lutz – SP
Mestre em Ciências da Saúde pelo Instituto de Assistência Médica ao Servidor Público Estadual (IAMSPE)
Coordenador da Citologia do Hospital do Servidor Público Estadual pelo IAMSPE
Diretor Técnico do Laboratório CYTO'S Centro de Diagnósticos.

Marcos Duarte Guimarães
Doutorado em Ciências pelo A. C. Camargo Cancer Center e pelo MD Anderson Cancer Center/Universidade do Texas, EUA
Mestrado e Residência Médica em Radiologia e Diagnóstico por Imagem em Oncologia pelo A. C. Camargo Cancer Center
Especialização em Ressonância Magnética e Graduação em Medicina pela Universidade Federal da Bahia (UFBA)
Master of Business Admnistration (MBA) Executivo em Saúde pela Fundação Getúlio Vargas (FGV)
Professor Adjunto A I
Coordenador das Disciplinas de Radiologia Geral e Radiologia Aplicada a Ciência e Pesquisa do Colegiado de Medicina da Universidade Federal do Vale do São Francisco (UNIVASF)
Docente Permanente dos Programas de Pós-Graduação *Stricto Sensu* da Fundação Antônio Prudente (FAP/ACCCC) e da Pós-Graduação em Ciências da Saúde e Biológicas (PPGCSB) da UNIVASF

Sumário

1 EPIDEMIOLOGIA DO CÂNCER DE MAMA 1
    Elyda Gonçalves de Lima

2 ASPECTOS GERAIS SOBRE A CITOLOGIA MAMÁRIA 5
    A Glândula Mamária e suas Principais Características
    Anatômicas e Histológicas. 5

3 COLETA E PROCESSAMENTO DE AMOSTRAS 9
    Descarga Papilar. 9
    Punção Aspirativa por Agulha Fina – PAAF. 10
    Lavagem Ductal 12
    Citologia em Meio Líquido. 12
    Fixação 12
    Coloração 13
    Imuno-Histoquímica 13
    Cell Block 14

4 PROCEDIMENTOS MAMÁRIOS GUIADOS POR MÉTODOS DE IMAGEM 15
    Marcos Duarte Guimarães ▪ Almir Galvão Vieira Bitencourt
    Luciana Graziano
    Introdução 15
    Métodos de Imagem para Avaliação de Lesões Mamárias . 15
    Procedimentos Guiados por Imagem 16
    PAAF Guiada por Ultrassonografia 17
    Cuidados Pré-Biópsia 17
    Técnica 17
    Caracterização das Lesões Mamárias na US. 19
    Complicações e Cuidados Pós-Biópsia. 23
    Conclusão 23

5 AVALIAÇÃO MICROSCÓPICA 25
    Adequabilidade da Amostra 25
    Componentes Citológicos Mamários em
    Amostra Normal. 25
    Classificação e Localização das Principais
    Patologias Mamárias 32
    Considerações 34

6 ALTERAÇÕES MAMÁRIAS REATIVAS 35
    Mastite Aguda 35
    Mastite Crônica Granulomatosa 35
    Abscesso Subareolar 35
    Ectasia Ductal 35

7 LESÕES MAMÁRIAS NÃO INFLAMATÓRIAS 41
    Alterações Fibrocísticas 41
    Cistos. 41
    Necrose Gordurosa 44
    Lipoma 44
    Alterações na Gravidez e Lactação 44

8 ALTERAÇÕES MAMÁRIAS BENIGNAS FIBROEPITELIAIS E PAPILARES 47
    Fibroadenoma 47
    Tumor *Phyllodes* (Filoides) 47
    Papiloma Intraductal 48
    Papiloma Intracístico 50

9 LESÕES PROLIFERATIVAS EPITELIAIS ESPECÍFICAS 53
    Hiperplasia Ductal sem Atipia (HDSA) 53
    Hiperplasia Ductal Atípica (HDA) e Carcinoma
    Ductal *In Situ* de Baixo Grau (CDISB). 53
    Hiperplasia Lobular. 53
    Adenose e Adenose Esclerosante 55
    Cicatriz Radial (CR) e Lesão Esclerosante
    Complexa (LEC) 56
    Lesões Mamárias Masculinas e Ginecomastia 57

10 CITOLOGIA DAS LESÕES PRÉ-MALIGNAS E MALIGNAS 59
    Zona Cinza na Citologia Mamária 59
    Características e Padrões Citológicos 59
    Carcinomas Mamários 60
    Imagens de Alterações Citomorfológicas
    Associadas a Lesões Pré-Maligna e Maligna 61
    Carcinoma Ductal e Lobular: *In Situ* e Invasivo. 63

11 CITOLOGIA DAS LESÕES MAMÁRIAS MALIGNAS 69
Carcinoma Papilar 69
Carcinoma Tubular........................... 70
Carcinoma Mucinoso......................... 70
Carcinoma Medular 72
Carcinoma Apócrino 72

12 ELABORAÇÃO DE LAUDOS EM CITOLOGIA MAMÁRIA 75
Descrição Citológica das Conclusões 75
Como Montar o Laudo Citológico.................. 76
Índice Citológico Masood 76
Sistema Yokohama............................. 77

BIBLIOGRAFIA 79

ÍNDICE REMISSIVO 83

Citologia Clínica da Mama

Bases Citomorfológicas

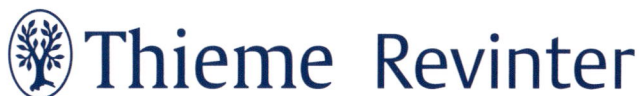

1 Epidemiologia do Câncer de Mama

Elyda Gonçalves de Lima

Os cânceres vêm assumindo um papel cada vez mais importante entre as doenças que acometem a população, com isso algumas neoplasias destacam-se em virtude da alta incidência. O câncer de mama tem sido destaque em diversos estudos por ser a neoplasia maligna mais comum em mulheres em todo o mundo (Filipova et al., 2014).

O câncer de mama é uma doença causada pela multiplicação de células anormais da mama, que formam um tumor. Há vários tipos de câncer de mama. Alguns tipos têm desenvolvimento rápido enquanto outros são mais lentos (INCA, 2017). A doença é considerada um sério problema de saúde pública, em decorrência da alta incidência e mortalidade, além disso, apresenta tratamento de alto custo (Hsu et al., 2010; Balko et al., 2013).

Atualmente, a carcinogênese mamária é a neoplasia que mais acomete mulheres em todo o mundo. A previsão é que, em 2050, a incidência desse tumor na população mundial registrará aproximadamente 3,2 milhões de novos casos por ano (Tao et al., 2015). Os dados registrados em 2012 são preocupantes, cerca de 1.671.149 novos casos de câncer de mama foram identificados no mundo, destes 521.907 foram a óbito em decorrência do avanço da neoplasia, conforme podemos observar na Figura 1-1. Esse montante representa 25,1% de todos os cânceres. Quando comparado aos dados de 2008, esses números representam um aumento significativo de quase 18% (GLOBOCAN, 2012; Balko et al., 2013; Tao et al., 2015; Ghoncheh et al., 2016).

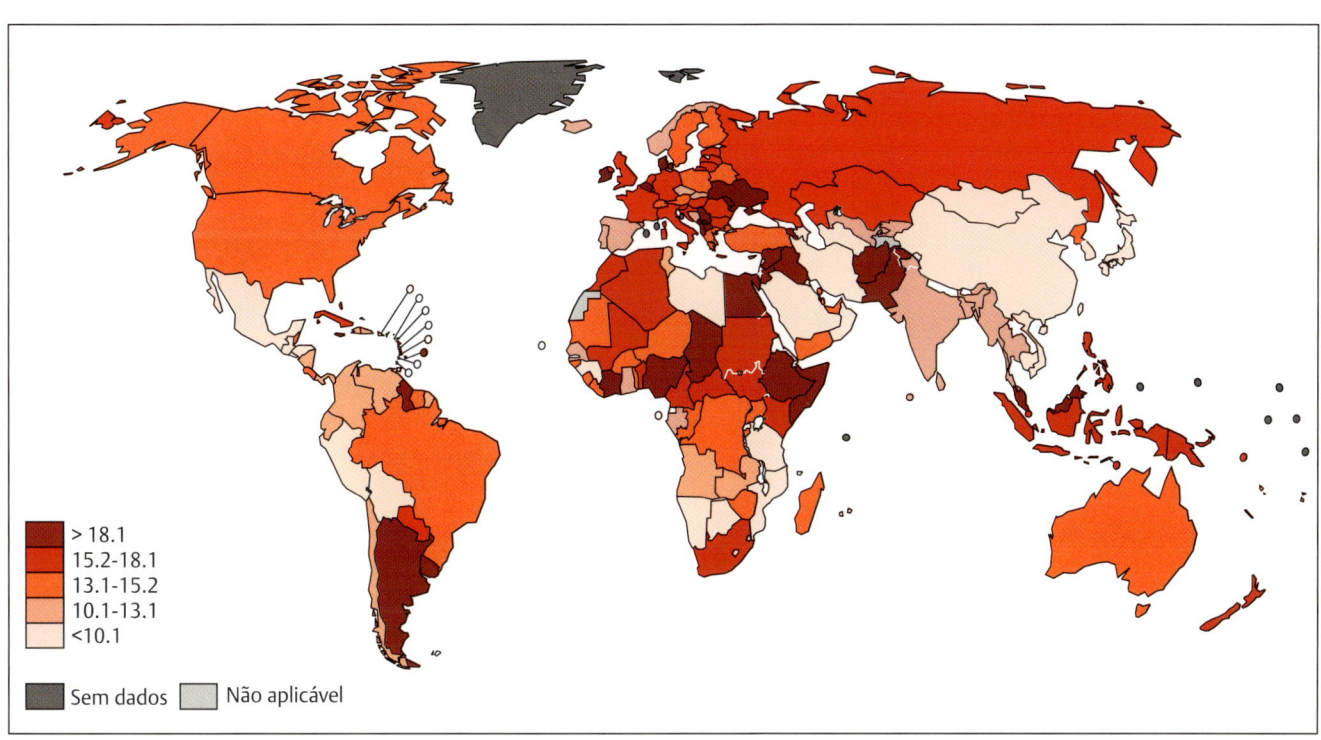

Fig. 1-1. Estimativa da mortalidade por câncer de mama no mundo em 2012.

Embora apresente uma taxa de mortalidade maior do que qualquer outro câncer (12,9/100 mil), o câncer de mama é considerado de baixa letalidade, visto que a taxa de mortalidade é menor que um terço da taxa de incidência (INCA, 2017). É importante ressaltar que as mortes femininas por câncer de mama não diminuíram, uma vez que os avanços no tratamento apenas compensaram a crescente incidência decorrente do desenvolvimento demográfico e das mudanças de estilo de vida (Zhang et al., 2018).

A doença acomete mulheres tanto em países desenvolvidos quanto em desenvolvimento (Hsu et al., 2010). Entretanto, nos países em desenvolvimento, tem-se verificado um crescimento maior na incidência dessa neoplasia. De acordo com os dados publicados no GLOBOCAN (2012), 50% dos casos registrados e 58% das mortes decorrentes do câncer de mama ocorreram em países em desenvolvimento, isso se deve, provavelmente, ao aumento da expectativa de vida, aumento da urbanização, prolongamento da exposição a fatores de risco e mudanças no estilo de vida (Tao et al., 2015; Ghoncheh et al., 2016, WHO, 2016).

Segundo a Sociedade Americana de Câncer, uma em cada oito mulheres nos Estados Unidos desenvolverá câncer de mama na vida. A previsão para 2018 é que sejam diagnosticados 266.120 novos casos de câncer de mama invasivo e 63.960 novos casos de câncer de mama não invasivo (in situ) (Tao et al., 2015). Embora as taxas de mortalidade tenham diminuído desde 1989, cerca de 40.920 mulheres nos EUA devem morrer em 2018 por causa dessa carcinogênese (U.S. Breast Cancer Statistics, 2018).

As taxas de incidência de câncer de mama variam em todo mundo. Na China, o câncer de mama e o câncer colorretal são os mais comuns nas áreas urbanas, provavelmente, como consequência do estilo de vida mais ocidental e sedentário (Chen et al., 2016); enquanto, na África Oriental, o risco de incidência corresponde a 19,4 a cada 100.000 pessoas. Na Europa Ocidental, esses números aumentam para 89,7 a cada 100.000 mulheres (WHO, 2016).

Quando comparamos a incidência de câncer de mama com a etnia verificamos que a doença é mais frequente em mulheres brancas. Embora estudos registrem um ligeiro aumento na incidência de câncer de mama em mulheres afro-americanas, sendo o contrário percebido em mulheres hispânicas onde ocorreu uma incidência menor dessa neoplasia. Já entre mulheres brancas, asiáticas americanas/ilhas do Pacífico e índios americanos/nativos do Alasca o número de casos manteve-se estável no período entre 2006 a 2010. Historicamente, as mulheres brancas com 40 anos ou mais compreendem o grupo com as maiores taxas de incidência de câncer de mama entre as mulheres (DeSantis et al., 2014).

No Brasil, de acordo com o Instituto Nacional do Câncer, para 2018 são esperados aproximadamente 59.700 novos casos de câncer de mama, com um risco estimado de 56,33 casos a cada 100 mil mulheres. Excluídos os tumores de pele não melanoma, o câncer de mama também é o mais incidente em mulheres de todas as regiões do Brasil, exceto na região Norte, onde o câncer do colo do útero ocupa a primeira posição (INCA, 2017).

Embora atinja, com maior frequência, pessoas do sexo feminino, a doença também pode afetar os homens. O câncer de mama masculino é uma doença maligna rara que representa menos de 1% de todos os cânceres em homens e menos de 1% de todos os cânceres de mama. Por causa da sua raridade, é tratado de forma semelhante ao câncer de mama feminino, embora existam diferenças significativas que devem ser levadas em consideração. Alguns estudos têm demonstrado que a incidência dessa neoplasia em homens está aumentando, principalmente em alguns grupos de pacientes, atingindo 15% desses indivíduos ao longo de suas vidas. Os principais fatores de risco para o desenvolvimento do câncer de mama masculino incluem o avanço da idade, desequilíbrio hormonal, exposição à radiação e histórico familiar da doença (Abdelwahab Yousef, 2017; Jain e Gradishar, 2018).

Esses números refletem a magnitude da incidência de câncer de mama, seu efeito na sociedade mundial e a necessidade de urgência para medidas preventivas e de tratamento (Tao et al., 2015).

O câncer de mama é uma doença de origem genética ou hereditária, seus estímulos são multifatoriais – idade, histórico familiar, contracepção hormonal e tratamento após a menopausa, obesidade, tabagismo e consumo de álcool – e está fundamentado na acumulação de aberrações genéticas (De Villiers et al., 2005; Chang et al., 2012). Entretanto, outros fatores podem aumentar o risco em desenvolver essa neoplasia. Diversos estudos têm fornecido estimativas quanto ao risco de câncer de mama para mulheres. Mamas densas ou parentes de primeiro grau com câncer de mama aumentam em pelo menos 2 vezes o risco em desenvolver câncer de mama. Biópsia prévia da mama, parentes do segundo grau com câncer de mama ou seios heterogeneamente densos estão associados a um risco aumentado de 1,5 a 2,0 vezes. Já o uso de contraceptivos orais, nuliparidade e mulheres com 30 anos ou mais no primeiro nascimento do filho está associado a um risco aumentado de 1,0 a 1,5 vezes. Outro ponto que se deve levar em conta são os carcinomas lobular in situ e a hiperplasia atípica que elevam o risco de forma acentuada para a predisposição do câncer de mama (Vogel, 2018). Nos casos de câncer de mama esporádico, alguns estudos demonstraram que a produção de esteroides sexuais aumenta o risco de desenvolver esse câncer. Além disso, condições endócrinas moduladas pela função ovariana, como a menarca precoce, menopausa tardia e gestação, assim como a utilização de estrógenos exógenos, são componentes relevantes do risco de desenvolvimento do câncer de mama (Tiezzi, 2009).

A carcinogênese mamária é um processo multifatorial altamente complexo, ligado a alterações genéticas e modificações em vias celulares podem levar a um crescimento descontrolado, invasão e metástase (Bertram, 2000; Shachaf et al., 2005). No processo carcinogênico mamário, a fase de iniciação depende de agentes responsáveis por erros na duplicação gênica, agentes químicos, vírus, radiação, ou seja, agentes endógenos e exógenos (Wood et al., 2007). Além disso, fatores genéticos, alterações em proto-oncogenes, genes supressores tumorais e genes que controlam a morte celular programada ou apoptose, estão todos envolvidos na carcinogênese mamária (Bell, 2010). O acúmulo das mutações no DNA obtidas no período de multiplicação em virtude das falhas nos processos de checagem do ciclo resulta na geração de células neoplásicas (Wood et al., 2007; Bell, 2010; Lisanti et al., 2013).

A neoplasia mamária é uma doença heterogênea que consiste de um número crescente de subtipos biológicos tumorais. Quanto aos tipos histológicos os tumores malignos de mama podem ser divididos em carcinomas não infiltrantes (in situ) e carcinomas infiltrantes (invasivo) (Hondermarck *et al.*, 2008). Os carcinomas *in situ* (CIS) são caracterizados por células tumorais localizadas nos ductos ou lóbulos sem degradação da membrana basal ou invasão estromal (Hondermarck *et al.*, 2008). O carcinoma invasivo (IC) é um grupo de tumores epiteliais malignos caracterizados pela invasão de tecidos adjacentes que têm uma forte tendência para gerar metástases (Fig. 1-2).

O câncer da mama também pode ser classificado de acordo com suas características moleculares, sendo assim dividido em: 1. receptores de estrógeno e progesterona (ER e PR); 2. receptor tipo 2 do fator de crescimento epidérmico humano (HER2); 3. Ki-67 (também conhecida como MKI67); 4. citoqueratina 5 (CK5); e 5. receptor do fator de crescimento epidérmico (EGFR). Estes ensaios são realizados através de imuno-histoquímica e, mais recentemente, introduziram-se ensaios multigênicos para estimar prognóstico e tratamento mais eficazes (Cheang *et al.*, 2006; Wolff *et al.*, 2007; Paredes *et al.*, 2007; Rakha *et al.*, 2007; Cheang *et al.*, 2009; Bhargava *et al.*, 2010; Hammond *et al.*, 2010; Yamashita, 2015; Lehmann, 2015).

Alguns estudos sugerem a realização de uma estratificação do tumor por perfis de expressão gênica somada as informações dos receptores (ER, PR e HER2) às características das células epiteliais. Essa estratifiação resultou nos seguintes subtipos moleculares: luminal, super HER-2 e triplo-negativo (Quadro 1-1). O tipo luminal pode-se dividir em dois subtipos: luminal A, que tende a crescer de forma relativamente lenta e tem um melhor prognóstico, e luminal B, que cresce um pouco mais rápido e possui prognóstico menos promissor quando comparado a luminal A. Já no tipo de câncer que superexpressão HER-2, o tumor tende a crescer mais rapidamente e possui pior prognóstico; o triplo-negativo, é um câncer de alto grau que tende a crescer rapidamente que o tipo HER-2 e com pior prognóstico. O câncer de mama triplo-negativo (TNBC) representam aproximadamente 15% de todos os cânceres de mama. Com base nesta classificação, é possível definir fatores como resposta à quimioterapia, taxa de proliferação celular, quimioterapia sistêmica adjuvante, sobrevida livre da doença, taxa de recorrência e terapias dirigidas a públicos específicos (Cheang *et al.*, 2006; Wolff *et al.*, 2007; Paredes *et al.*, 2007; Rakha *et al.*, 2007; Cheang *et al.*, 2009; Bhargava *et al.*, 2010; Hammond *et al.*, 2010; Yamashita, 2015; Lehmann, 2015).

Quadro 1-1. Estratificação do Câncer de Mama de acordo com a Expressão Gênica

Luminal	Super HER-2	Triplo negativo
(+) R. de estrógeno	(−) R. de estrógeno	(−) R. de estrógeno
(+) R. de progesterona	(−) R. de progesterona	(−) R. de progesterona
(−) super expressão de HER-2	(+) super expressão de HER-2	(−) super expressão de HER-2

As taxas de mortalidade por câncer de mama continuam elevadas, provavelmente porque o diagnóstico ocorre em estágios avançados (Gonçalves *et al.*, 2017), dessa forma, as metástases destacam-se como a principal causa de morte dessas pacientes (Zhang *et al.*, 2018). A detecção da doença em estágio inicial favorece o tratamento, podendo erradicar totalmente o câncer de mama (Dos Santos e Chubaci, 2011). Os programas de diagnóstico precoce devem ser direcionados à população de risco, melhorando o prognóstico da doença e reduzindo a mortalidade específica (Cervera Deval *et al.*, 2015). Existem três etapas para o diagnóstico precoce dessa neoplasia: 1. melhoria na conscientização das pacientes e o acesso aos cuidados; 2. avaliação clínica, diagnóstico e estadiamento; 3. acesso ao tratamento (WHO, 2016). Dentre as formas mais eficazes para a detecção precoce do câncer de mama estão o autoexame e a observação das mamas, o exame clínico e a mamografia (Gonçalves *et al.*, 2017). A mamografia é recomendada para mulheres sintomáticas, com o objetivo de detectar achados clínicos suspeitos de câncer mamário, no caso das mulheres assintomáticas o exame detecta de 80 a 90% dos casos de câncer de mama (Dos Santos e Chubaci, 2011). No Brasil, com o objetivo de rastreio e diagnóstico precoce, preconiza-se a realização da mamografia em mulheres com faixa etária de 40 a 69 anos, devendo ser repetida a cada dois anos (Freitas Júnior *et al.*, 2017; Tomazelli *et al.*, 2017). Atrasos no acesso ao tratamento

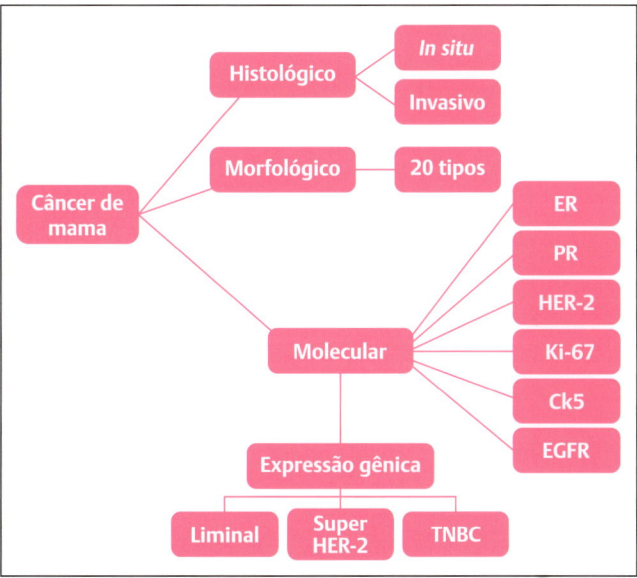

Fig. 1-2. Resumo esquemático com as principais características para classificação do câncer de mama. O esquema pontua três grandes divisões para classificação do câncer de mama, cujas principais características abordadas para a separação dos grupos foram os padrões histológicos, morfológicos e moleculares. ER, Receptor de estrógeno; PR, receptor de progesterona; CK5, citoqueratina 5; EGFR, receptor do fator de crescimento epidermal; TNBC, câncer de mama triplo negativo.

do câncer são comuns, principalmente em países que carecem de recursos financeiros. O diagnóstico tardio do câncer gera inúmeras consequências ao paciente como menor expectativa de sobrevivência, maior morbidade e maiores custos no tratamento e nos cuidados, resultando em óbitos evitáveis (dos Santos e Chubaci, 2011; WHO, 2016; Tomazelli *et al.*,2017). Entretanto, países que implantaram programas efetivos de rastreamento, com cobertura da população-alvo, qualidade nos exames e tratamento adequado, obtiveram índices menores de mortalidade por câncer de mama (INCA, 2017).

2 Aspectos Gerais sobre a Citologia Mamária

Não muito diferente do surgimento da citologia clínica com Papanicolaou, a citologia mamária também registrou suas dificuldades quanto à sua consolidação. As primeiras aspirações mamárias investigativas foram realizadas por *Sir* James Paget em 1853 (Fig. 2-1), mas quem primeiro descreveu suas experiências com punção aspirativa foram os médicos Martin e Ellis em 1930 no *Memorial Hospital for Cancer and Allied Desease,* Nova York, Estados Unidos.

Inicialmente, a metodologia não foi recebida com satisfação, principalmente em virtude da possibilidade de resultados falso-positivos e possível disseminação do tumor, o que favoreceu seu desuso principalmente nos Estados Unidos. Porém, na Europa, se continuou a realizar a metodologia, principalmente na Suíça depois que Zajicek, Franzaen, Jackson *et al.* publicaram diversos trabalhos, entre 1967 a 1974, descrevendo suas experiências com a metodologia, causando o ressurgimento da técnica na rotina diagnóstica. Algumas vantagens contribuíram para o estabelecimento das punções: rapidez da técnica, baixo custo quando comparada à biópsia e facilitação da detecção precoce das lesões. Essa técnica pode ser realizada rotineiramente por médicos em seus consultórios por meio de coleta de massas palpáveis e enviada ao laboratório de citologia clínica.

A punção aspirativa deve ser realizada na presença de todas as massas palpáveis, inclusive recomenda-se seu uso no rastreio e detecção das lesões, ou seja, no uso em conjunto da palpação e achados radiológicos, considerada a tríade diagnóstica: exame clínico, exame por imagem e análise morfológica (citologia ou histopatologia).

O padrão ouro para o diagnóstico das lesões mamárias é a análise histopatológica, isto é, após uma citologia positiva deve-se realizar uma biópsia para melhoria da acurácia, apesar de existirem inúmeras controvérsias na literatura. Muitas vezes, já é possível diagnosticar o tipo de lesão pela punção aspirativa.

A GLÂNDULA MAMÁRIA E SUAS PRINCIPAIS CARACTERÍSTICAS ANATÔMICAS E HISTOLÓGICAS

Superficialmente, a mama adulta é uma estrutura projetada para frente coberta de tecido epitelial estratificado queratinizado que, em sua região central, apresenta uma área mais pigmentada composta de aréola e mamilo.

Na aréola, é possível encontrar glândulas sebáceas, glândulas sudoríparas e mamárias modificadas (glândula de Montgomery), essas glândulas produzem elevações na superfície da mama. Na parte mais profunda da aréola e mamilo, encontram-se feixes de fibras musculares lisas dispostas radialmente e circunferencialmente do tecido conjuntivo denso e longitudinalmente ao longo dos ductos lactíferos respondendo a estímulos em forma de ereção.

Quanto à sua estrutura, são consideradas glândulas tubuloalveolares, derivadas das glândulas sudoríparas modificadas na epiderme. Localizada anteriormente ao músculo peitoral, a mama contém 14 a 16 glândulas que correspondem a glândulas sudoríparas modificadas permeadas por uma rede

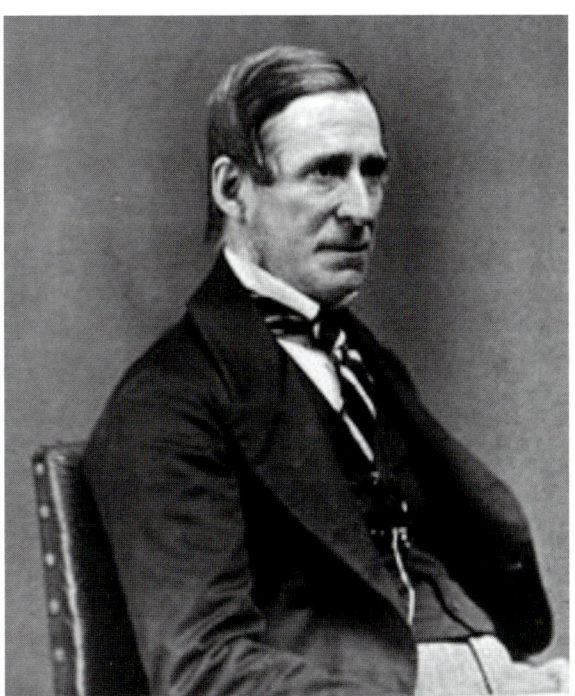

Fig. 2-1. *Sir* James Paget (1814-1899), cirurgião e fisiologista britânico. *Fonte*: https://pt.wikipedia.org/wiki/James_Paget.

linfática e uma cadeia de linfonodos que são muito importantes quando nas análises de tumores, pois são eles os primeiros a receber as células tumorais, são denominados de linfonodos regionais (Figs. 2-2 e 2-3).

Internamente, a mama apresenta uma estrutura relativamente simples, composta de um conjunto de ductos que se originam no mamilo e terminam no ácino. O sentido inverso é o caminho percorrido quando há a produção de leite (Fig. 2-4). Os ácinos são unidades que agrupadas formam os lóbulos (Fig. 2-5).

Os ductos variam de dimensão e camadas celulares, ou seja, anteriormente ao mamilo encontram-se os ductos lactíferos, compostos por epitélio estratificado pavimentoso queratinizado. Logo em seguida, o ducto lactífero dilata-se formando os seios lactíferos, os quais apresentam maior diâmetro e passam por uma transição para duas camadas de células cúbicas. Novamente, o diâmetro diminui e passa para uma camada apenas de células colunares ou cúbicas por todo resto do sistema ductal onde irão encontrar os lóbulos (Fig. 2-6).

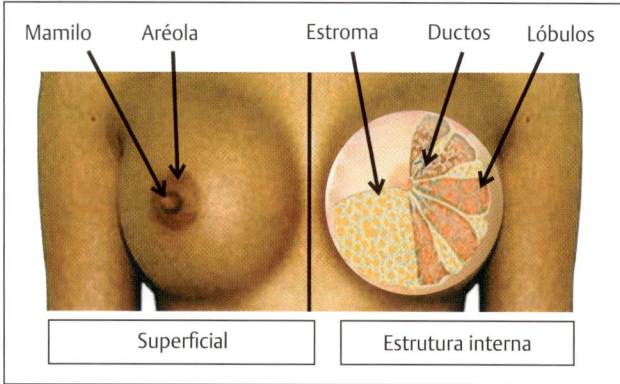

Fig. 2-2. Estrutura externa e interna da mama.

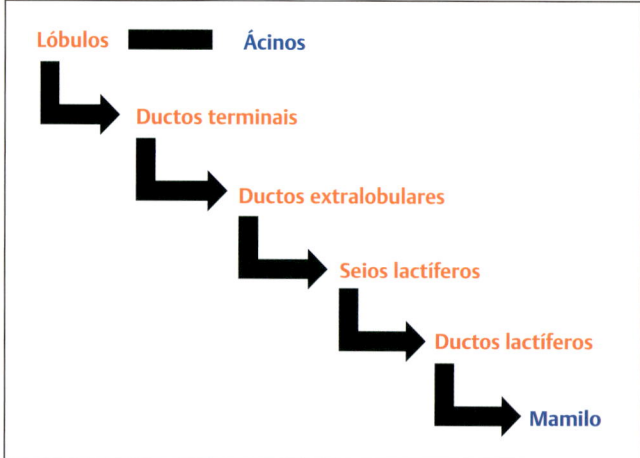

Fig. 2-4. Sequência dos ductos mamários e do sentido do fluxo ductal ou lactacional, partindo dos ácinos internos aos lóbulos e percorrendo os ductos menos calibrosos como os terminais até atingir o meio externo através do mamilo.

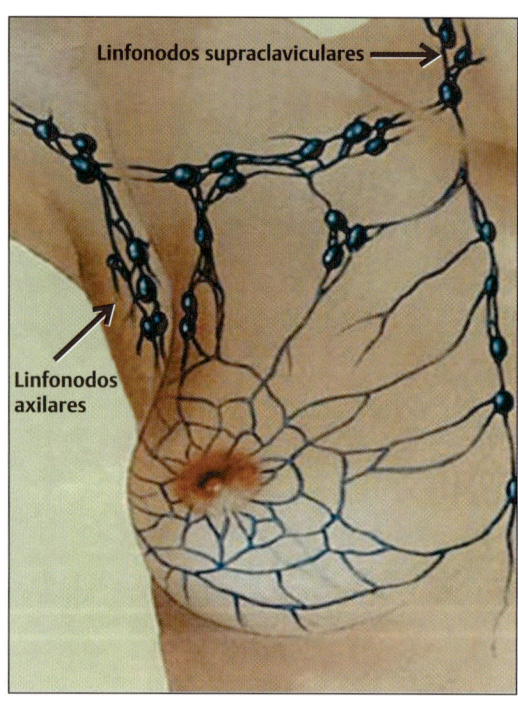

Fig. 2-3. Rede de linfonodos regionais.

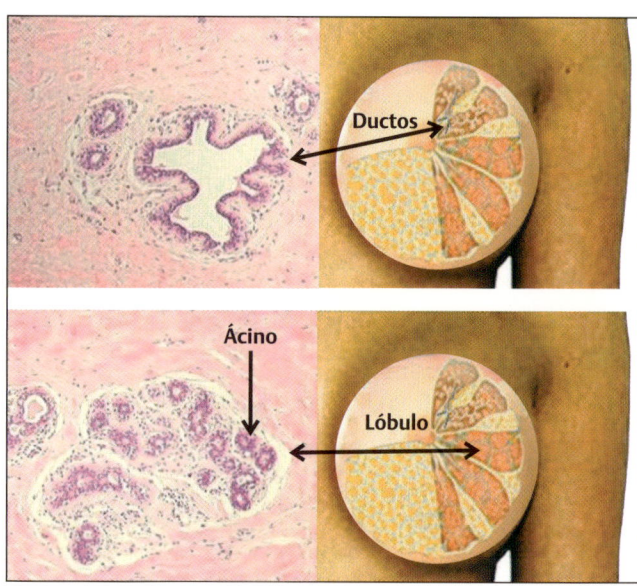

Fig. 2-5. Estrutura interna dos ductos e ácinos contidos dentro do lóbulo.

ASPECTOS GERAIS SOBRE A CITOLOGIA MAMÁRIA

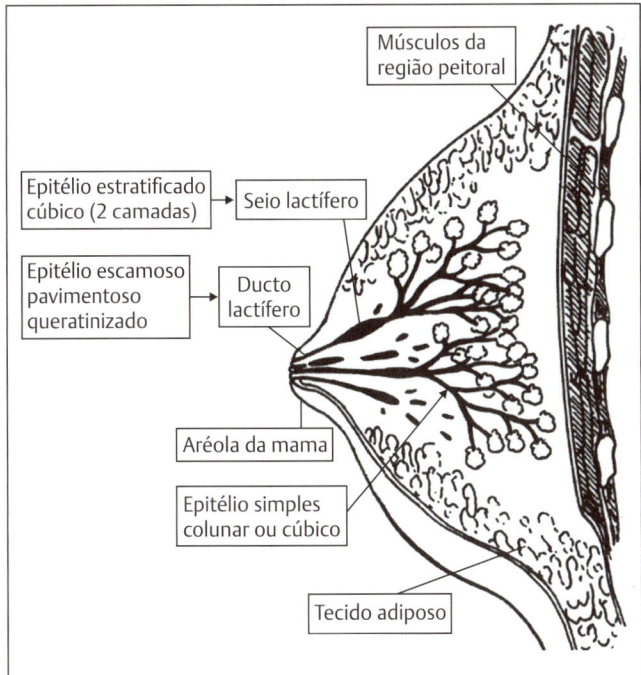

Fig. 2-6. Epitélios dos ductos mamários. *Fonte:* Adaptada de Glerean e Simões. 2013.

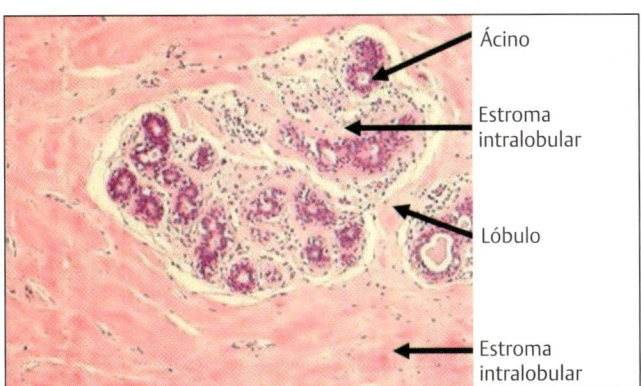

Fig. 2-7. Estrutura do lóbulo mamário.

A ramificação dos grandes ductos até o acesso aos lóbulos leva a uma terminação denominada ULDT (Unidade Lobular Ducto Terminal), estruturas semelhantes a cacho de uva os quais ramificam-se e encontram os ácinos dentro dos lóbulos.

Os ductos e ácinos são constituídos de células epiteliais que conforme a localização, são denominadas células ductais e lobulares ou acinares, respectivamente. Mais internamente é possível observar a presença de células mioepiteliais distribuídas de forma não regular à margem da membrana basal. Um detalhamento sobre as células será feito nos próximos capítulos.

A mama é composta de 15 a 25 lóbulos cuja função é secretar leite. Cada lóbulo é uma glândula individualizada com seu próprio ducto excretor, denominado ducto lactífero. Estes lóbulos estão separados entre si por tecido conjuntivo denso e adiposo denominado estroma interlobular. Internamente, os ácinos, que compõem o referido lóbulo estão agrupados e imersos em tecido conjuntivo frouxo especializado sensível a hormônios e com pouco adipócitos denominado estroma intralobular (Fig. 2-7).

Até a puberdade a estrutura da mama está semipronta. No início da menarca, os ductos terminais dão origem aos lóbulos e a mama estará parcialmente desenvolvida. O desenvolvimento total e funcional acontecerá se houver gestação e lactação (Fig. 2-8).

Os lóbulos são hormonalmente responsivos. Mulheres na segunda fase do ciclo frequentemente se queixam de apresentar nódulos palpáveis. O estímulo sinérgico do estradiol e progesterona na unidade ductal lobular terminal leva à proliferação do epitélio e do estroma, produzindo nodularidade e dor na fase pré-menstrual. No final da fase lútea, com a redução de níveis do estradiol e da progesterona, há regressão

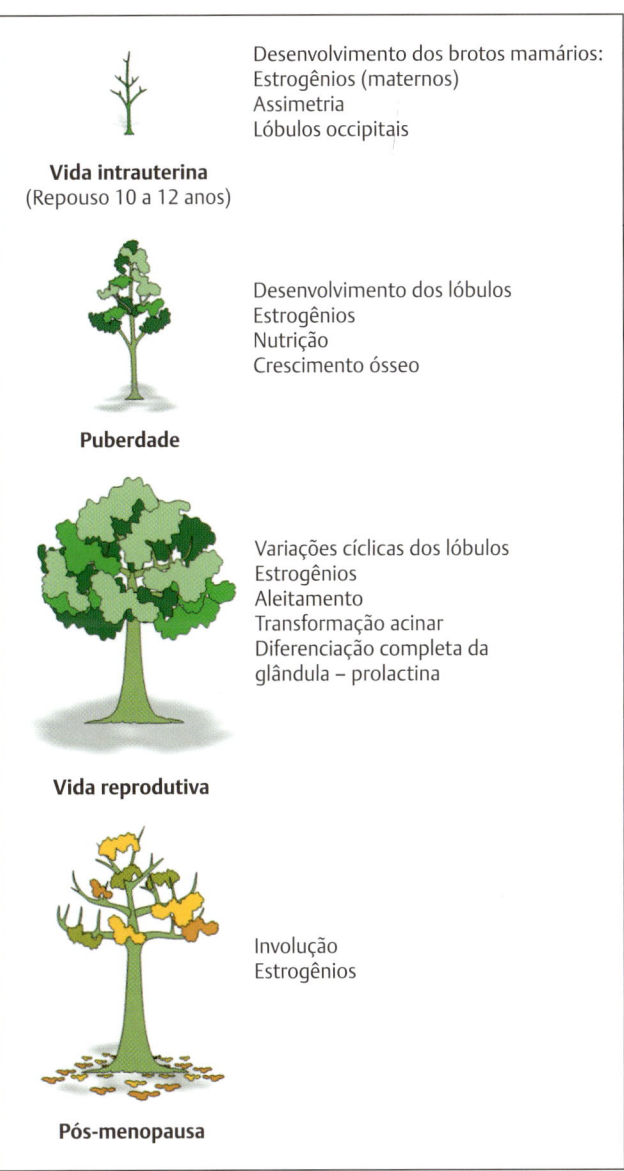

Fig. 2-8. Fases do desenvolvimento da mama. *Fonte:* Filho, 2011.

do epitélio lobular por apoptose e também do estroma intralobular, com melhora da sintomatologia no início do fluxo menstrual. Em virtude disso é importante conhecer a data da última menstruação e, em caso de dúvida, repetir o exame na primeira fase do ciclo.

A ocorrência de massas mamárias no período pré-púbere é raro. Hiperplasia na puberdade pode ocorrer tanto em homens quanto em mulheres, sendo bi ou unilateral, mas que deve ser diferenciado de processo patológico quando verificado em crianças em seu processo de maturação sexual.

3 Coleta e Processamento de Amostras

Além dos sinais clínicos que levam a paciente ao exame citológico, o aumento do uso da mamografia tem contribuído significamente, o que também aumentou a detecção de lesões não palpáveis, algumas até com microcificações que dificultam o procedimento de coletas por PAAF, sendo mais indicada a análise histopatológica por meio da core biópsia.

As amostras para a análise citológica das alterações e lesões mamárias podem ser realizadas da seguinte forma:

- Descarga papilar.
- Punção aspirativa por agulha fina ➡ Massas sólidas / Cistos
- Fluido ductal:
  - Lavagem ductal.
  - Aspiração de fluido.
- Raspado intraoperatório.

DESCARGA PAPILAR

Descarga papilar ou secreção mamária é o líquido presente, espontaneamente, nas papilas mamárias. Essa presença na ausência de gravidez, lactação e processos fisiológicos pode estar associada a alterações na mama ou de outra origem, como distúrbios endócrinos e tumores hipofisários (Fig. 3-1).

A descarga representa 7% das queixas das pacientes, entretanto sua incidência é maior em homens do que em mulheres. Acima de 50 anos está mais frequentemente associada ao câncer de mama e abaixo de 40 anos relacionada à patologia benigna.

Outro fator importante é a presença de descarga papilar unilateralmente e de cor e consistência variáveis. Descarga bilateral está frequentemente relacionada com distúrbios hormonais ou de consequências funcionais hormonais como o tumor de adeno-hipófise, enquanto, unilateralmente, a alteração provavelmente deverá ser na mama.

As secreções podem apresentar-se com aspecto:

1. Leitoso.
2. Aquoso (colostro).
3. Seroso (amarela, aquosa e clara).
4. Gorduroso.
5. Verde-escuro.
6. Purulento (espessa e amarela).
7. Hemorrágico.

Algumas síndromes também estão relacionadas com a presença de secreção papilar, como Chiari-Frommel, Ahumada-del Castillo, Forbes-Albright, entre outras.

Coleta de Descarga Papilar

Algumas secreções aparecem nos períodos noturnos, o que dificulta a coleta no período diurno, outras não aparecem espontaneamente, mas podem ser coletadas por meio de força mecânica, ou seja, massageando suavemente o mamilo e resgatando o líquido diretamente na lâmina de microscopia, sem tocar o mamilo ou partes da mama. Também é possível utilizar pipeta automática, geralmente de 100µL para aspirar o material (Quadro 3-1).

Alguns preferem utilizar equipamentos de sucção, tal como bomba de vácuo manual (muito comum no desmame), e automáticos. Entretanto, é importante observar que forçar mecanicamente a saída de fluido poderá provocar hemorragia e inflamação desnecessárias. Portanto, deve-se aplicar força suave para coletar.

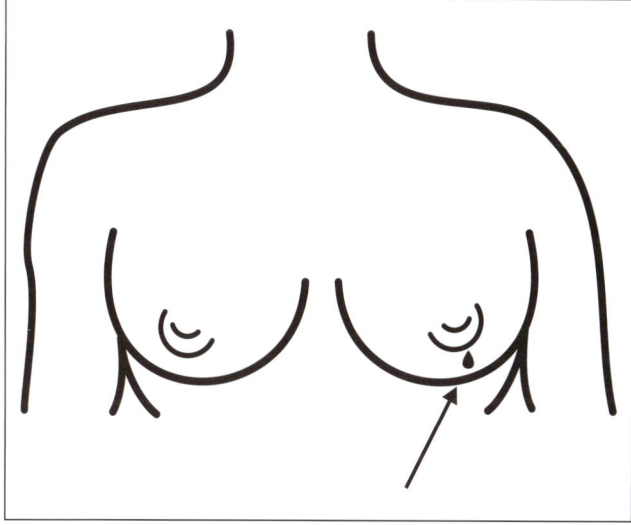

Fig. 3-1. Representação da descarga papilar espontânea.

Quadro 3-1. A Análise da Descarga Papilar Deve Começar no Ato da Coleta, Observando a Cor e o Aspecto

Cor/aspecto	Pode estar relacionado
Serosa	Câncer
Albuminosa	Ectasia ductal, papiloma intraductal
Leitosa (lactescente)	Galactorreia, galactocele
Hemorrágica	Papiloma intraductal, câncer
Inflamatória	Galactoforite, abscesso

Nota: Galactorreia: fluxo excessivo de leite. Galactocele: tumor cístico contendo leite ou uma substância leitosa geralmente localizado nas glândulas mamárias. Pode ser causada por uma infecção ou ocorrer no período pós-parto. Galactoforite: inflamação dos dutos lactíferos (galactóforos).

Após a coleta, o material deverá ser fixado (álcool etílico ou fixador aerossol) e deve-se, quando possível, fixar esfregaço úmido e seco. Há também a opção de se colocar em salina.

Na coleta do fluido papilar, é importante observar a regularidade dos mamilos e anotar, uma vez que na doença de Paget (forma de carcinoma ductal) é possível verificar ulceração (Fig. 3-2).

Infelizmente, a citologia da secreção mamilar não é muito eficiente na detecção do câncer oculto da mama, mas pode ser utilizada como uma investigação inicial e, principalmente em inflamações, pode ser uma grande aliada no diagnóstico e acompanhamento.

PUNÇÃO ASPIRATIVA POR AGULHA FINA – PAAF

Em 1930, Martins e Ellis descreveram a metodologia de punção através de agulhas em 65 casos de tumores em diversos órgãos, sendo seis casos punções de mama.

De imediato o método não foi bem aceito, mas alguns anos depois com a publicação de vários estudos avaliando os riscos relacionados com a metodologia concluiu-se ser o método seguro e eficaz na avaliação e diagnóstico.

Visando melhorias, menos traumas e necessidade de dispensar a anestesia, os escandinavos, em 1950, adaptaram agulhas mais finas, ponto fundamental para consolidação do método. Seguidamente, nas décadas de 60 e 70, a punção aspirativa por agulha fina disseminou-se por toda a Europa e a diversas partes mundo.

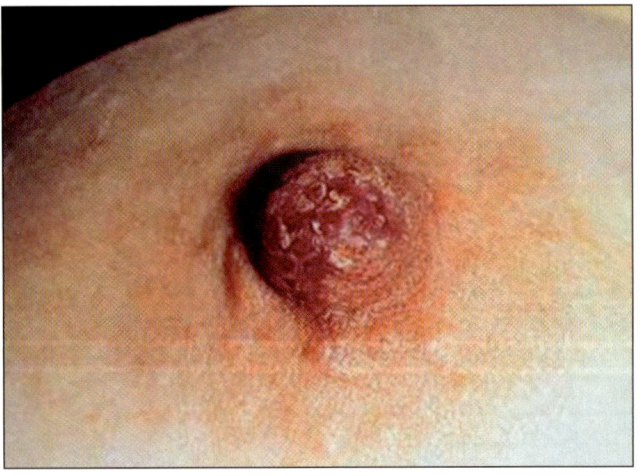

Fig. 3-2. Doença de Paget. Mamilo com lesão inflamatória ulcerada.

A PAAF se consolidou e continua sendo aperfeiçoada e utilizada cada vez mais na prática clínica, pois fornece material para exame da morfologia celular de determinada lesão. Quando realizada por um profissional bem treinado possui alto índice de concordância com o diagnóstico histológico. Quando necessário, pode ser repetida e realizada no consultório. Seu custo é baixo e o procedimento rápido.

Quando comparada as biópsias convencionais, a PAAF apresenta algumas vantagens. Dispensa internação hospitalar, anestesia e suas complicações são raras. Além do mais, 80% das biópsias resultam em alterações benignas, revelando-se desnecessárias, somando-se a alterações do parênquima, dificultando leitura dos mamogramas subsequentes.

Indicações para PAAF mamária:

- Investigar e evoluir massas palpáveis.
- Avaliar cistos (líquido).
- Diferenciar lesão benigna de maligna.
- Reconhecer processos inflamatórios e distinguir de neoplásicos.
- Identificar recidivas e metástases.
- Facilitar a quimioterapia pré-cirúrgica ou neoadjuvante em carcinomas.

Evoluir pacientes por meio da PAAF tornou-se mais rotineiro porque a maioria das pacientes tolera bem o procedimento, ajudando muito na avaliação das lesões proliferativas, bem como para fazer análise de predição do risco subsequente de desenvolver câncer (Quadro 3-2).

Apesar de algumas limitações, é possível detectar pela citologia as lesões proliferativas com ou sem atipia. Trata-se de uma fase difícil para o citologista em decorrência das lesões iniciais confundirem-se entre si, mas, de toda forma, favorecendo o diagnóstico precoce.

As hiperplasias são lesões que estão associadas a um risco maior de desenvolvimento subsequente do câncer. Os estudos têm demonstrado risco cinco a dezoito vezes maior para hiperplasia ductal atípica em mulheres com histórico familiar de câncer mamário.

A eficiência da análise citológica por meio de material oriundo da PAAF também depende da habilidade do coletador. Uma boa coleta geralmente resulta em laudos precisos. Erros na fase pré-analítica podem resultar em mais de 30% de laudos errados, principalmente em lesões pequenas, profundas e em situações nas quais uma lesão benigna está vizinha a outra maligna.

Ainda sobre erros pré-analíticos, amostras hemorrágicas, inflamatórias e nos lipomas em cistos onde há escassez celular resultando em solicitação de mais material, podem causar problemas ao citologista.

Dessecamento por má fixação é outro problema porque pode causar distensão das estruturas celulares e perda de detalhamento, como, por exemplo, no núcleo e nas membranas. Ao fixar a lâmina em álcool (absoluto ou metanol) ou em fixadores aerossóis a mesma não pode secar quando é direcionado para coloração em Papanicolaou. Entretanto, recomenda-se lâminas secas também para coloração rápida (Panóptica), MGG (May-Grunwald-Giemsa), Giemsa e hematoxilina-eosina para complementação, uma vez que essas colorações são eficientes para células inflamatórias e outras estruturas complementares à coloração Papanicolaou (Quadro 3-3).

Quadro 3-2. Risco Relativo para Câncer após Citologia Positiva para Doença Proliferativa da Mama com Atipia

Risco (vezes)	Estudo	Autor
4,9	Estudo com mais de 2.300 mulheres com 12,5 anos de acompanhamento com citologia de fluido ductal	Wrensch et al., 1992
5,1	Estudo com 530 mulheres com 5,5 anos de acompanhamento – FNAB	Masood et al., 1999
4,0	Estudo com 580 mulheres com 45 meses de acompanhamento – FNAB	Fabian et al., 2000
4,3	Revisão de 10.542 biópsias com 17,5 anos de acompanhamento	Page et al., Cancer 1985
5,3	Estudo de 3.300 mulheres com 17 anos de acompanhamento	Dupont, Page, 1985
4,3	Estudo com 15.000 mulheres com 5 a 10 anos de acompanhamento	Dupont et al., 1993

Quadro 3-3. Estatísticas da PAAF de Mama

Acuracidade diagnóstica	77-99% (médias de 90%)
Sensibilidade	72-99%
Especificidade	98-100%
Taxa de falso-negativos	1-31%
Taxa de falso-positivos	0,4-1%

No caso de lâminas hemorrágicas em citologia convencional, é possível utilizar o líquido de Carnoy que lisa as hemácias preservando as demais estruturas. Entretanto, o citologista deve estar atento se as condições de visibilidade e de detalhes da citomorfologia são suficientes para um diagnóstico confidente, não forçando jamais a conclusão. Em tais situações, é possível atribuir à amostra a denominação de "insatisfatória", descrevendo o motivo ou, no corpo do laudo, informar se viu algo importante, mas também informar da impossibilidade de conclusão.

Nas situações anteriormente descritas, a frequência de laudos falso-negativos aumenta, o que é grave, porque, em alguns casos, pode levar a paciente ou o clínico para a investigação. No caso de laudos falso-positivos, acontece por conta, principalmente da distensão nuclear e pelas características tintoriais alteradas pelo dessecamento, por exemplo a hipercoloração nuclear pela hematoxilina.

Razões para resultados falso-negativos:

- Erros amostrais:
  - Tamanho (< 1 cm ou > 4 cm).
  - Localização (profunda ou superficial).
  - Grau de fibrose, alterações císticas e necrose.
  - Tipo e grau histológico.
- Preparação com escassez de material.
- Escassez celular (carcinoma lobular).
- Carcinoma de baixo grau.
- Malignidade mascarada por células benignas.
- Inexperiência do coletador.
- Falha no uso do teste triplo.

Razões para resultados falso-positivos:

- Erros na interpretação das lesões atípicas/proliferativas e inflamatórias:
  - Atipia de lesões benignas: fibroadenoma, papiloma, ginecomastia, necrose gordurosa e lesões inflamatórias.
  - Fibroadenoma, papiloma e lesões esclerosantes em decorrência de amostras com alta celularidade contendo células ductais atípicas com pouca coesão.
  - Confundir histiócitos em lesões inflamatórias com células ductais malignas.
  - Alterações degenerativas (em descarga papilar) de papiloma, papiloma em cistos ductais e em alguns cistos apócrinos.
- Concluir para positividade em material inadequado e pobremente preservado.
- Atipia pós-radiação.
- Inexperiência do citologista.
- Falha no uso do teste triplo.

Todo material da punção deverá ser aproveitado e transferido para lâminas (fixação úmida ou seca), deixando o líquido remanescente refrigerado ou congelado, quando em períodos maiores, dentro da própria seringa, mesmo que esse arquivamento promova deformidades citomorfológicas. Soluções fixadoras são utilizadas, como solução de citologia em meio líquido, etanol, metanol etc. Não é aconselhável utilizar formol ou formalina tamponada.

É importante também que o paciente tenha em mãos a solicitação médica com informações relevantes, incluindo hipótese diagnóstica. Sempre interrogar a paciente sobre outros exames que possam contribuir com a conclusão diagnóstica, por exemplo os exames de imagem. Em casos, por exemplo, provenientes de cistos que geralmente não apresentam presença de células epiteliais as informações são cruciais.

Quanto ao uso de citologia em meio líquido para amostras de PAAF de mama, é importante informar que estudos confirmam não haver vantagens em virtude da dificuldade de preservação dos fragmentos ou agrupamentos celulares, sendo mais apropriado para postos de coletas ou para coletadores sem habilidade na preparação da lâmina.

Em geral, os aspirados da PAAF têm como uma das suas limitações a diferenciação entre lesões invasivas e *in situ* e no reconhecimento das lesões papilares e fibroepiteliais, inclusive para amostras oriundas de *core* biópsia, mas a imunocitoquímica pode ser um método auxiliar. Portanto, preconiza-se o triplo diagnóstico: clínico, imaginológico e patológico para o reconhecimento preciso do tumor.

Vantagens da PAAF de Mama

- Segura: simples, tem acurácia, rápida, econômica e eficiente.
- Potencialmente terapêutica.
- Por ser rápida diminui a ansiedade da paciente.
- Avaliação de lesões palpáveis e não palpáveis.

Limitações da PAAF de Mama
- Impossível distinguir entre carcinoma *in situ* de invasivo.
- Impossível distinguir entre hiperplasia ductal usual e atípica.
- Impossível identificar invasão linfática ou vascular
- Em algumas ocasiões, torna-se quase impossível distinguir fibroadenoma de tumor *phyllodes* benigno ou *borderline*.
- Em lesões microcalcificadas.

Por conta das limitações descrita, a PAAF mamária é combinada com a *core* biópsia em algumas lesões. Entretanto, seu método apresenta bom custo-efetividade, rapidez e diagnóstico com acurácia para muitas lesões benignas da mama, consequentemente, evitando biópsias.

LAVAGEM DUCTAL
É um procedimento levemente invasivo desenvolvido para identificar atipia celular em ductos com análise e interpretação semelhante à PAAF e descarga papilar. O processamento das amostras pode ser realizado por Papanicolaou, filtração em *milipore* (Millipore Corp., Bedford, Massachusetts, Cytospin (Thermo-Shandon, Pittsburgh, Pennsylvania) e Thin Prep (Cyty Corp, Boxborough, Massachusetts).

Para a realização da lavagem ductal, utiliza-se um microcateter flexível de 1,5 cm que é inserido dentro dos orifícios dos ductos lactíferos sob anestesia local, se infundida solução salina, colhendo esse material para análise citológica. A aparência turva do material colhido é, frequentemente, um sinal de sucesso no procedimento. Essa metodologia apresenta limitações em virtude da celularidade quando comparada a PAAF (Fig. 3-3).

A lavagem ductal é designada principalmente para servir como análise de risco individual em mulheres de alto-risco e que podem se beneficiar da terapia preventiva, mas também é útil em diagnóstico em descargas papilares monitoramento de resposta reduzindo as intervenções.

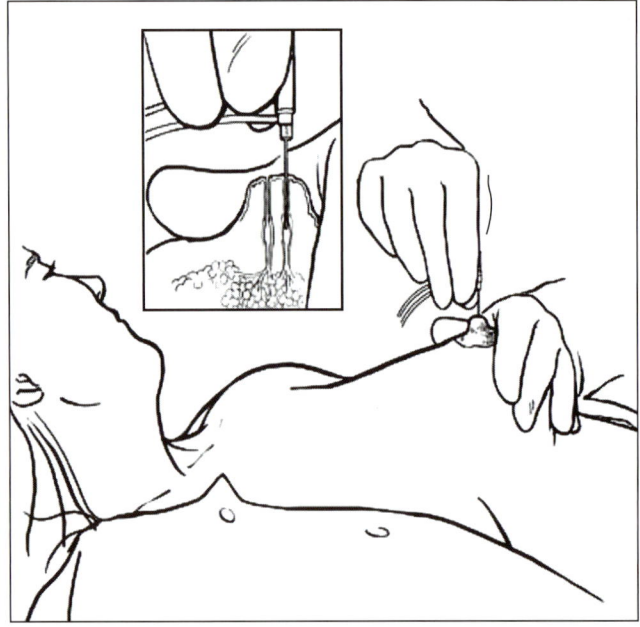

Fig. 3-3. Lavagem ductal. *Fonte:* Love e Lindsey, 2000.

A lavagem ductal é um método seguro, bem tolerado e rápido. A celularidade é limitada em idades avançadas, terapias com tamoxifeno, quimioterapia e anormalidades anatômicas no mamilo. O material colhido frequentemente contém amplo número de histiócitos espumosos e ocasionais células multinucleadas.

Apesar de o método ser eficiente para análises de lesões no sistema de ductos mamários, a interpretação citológica continua demonstrando uma variabilidade de 58% entre observadores, em virtude da ausência de critérios para prognósticos em atipias ductais, haja vista sua presença não significar necessariamente um aumento de risco para câncer mamário, podendo estar associada a induções hormonais fisiológicas e papilomas. A negatividade também é um ponto preditivo incerto, bem como a sensibilidade e especificidade precisam de mais estudos. Uma das vantagens da lavagem ductal, além da possibilidade de detecção precoce de lesões ductais e a disponibilidade de material para análises moleculares.

CITOLOGIA EM MEIO LÍQUIDO
Esta metodologia iniciou-se voltada para citologia cervical e aos poucos foi se adaptando aos demais tipos celulares. O uso adaptado de soluções fixadoras e preservantes do material de citologia cervical para mama parece ser uma boa alternativa nos casos em que o coletador não tem habilidade de confeccionar lâminas, pontos de coleta distantes do processamento, para realização de testes moleculares, amostras hemorrágicas e inflamatórias. Em decorrência da formação de uma monocamada de células, sem sobreposição, poderá facilitar a leitura quando em preparações de alta celularidade. Não há evidências de vantagens sobre a citologia convencional, mas desvantagens quando na presença de pequenos agrupamentos, já que o meio líquido poderá desfazê-los, além promover descoesão celular.

Também há uma tendência das células se apresentarem menores, mais fusiformes, cromatina e nucléolos muito evidenciados causando dificuldades na identificação de inclusões e diminuição de células mioepiteliais. Em carcinomas mucinosos, esse material de fundo no esfregaço pode se perder por conta do efeito diluidor da solução fixadora/preservante. Nas lesões papilares, as quais já apresentam um grau de dificuldade, pode ainda se tornar pior por falta de características arquiteturais. Tais condições devem ser analisadas com prudência para a interpretação equivocada da lesão.

FIXAÇÃO
A fixação deverá ser realizada logo após a punção para evitar modificações na estrutura celular. Quando em cistos, a amostra deverá permanecer na seringa para que, ao chegar ao laboratório de citologia, possa ser manipulada. Quando o coletador obtiver material escasso, lâminas deverão ser imediatamente confeccionadas e fixadas para serem enviadas ao laboratório. Em ambos os casos, após a confecção da lâmina a mesma deverá ser submergida em álcool etílico a 95% ou utilizado o *spray* carbovax. Deve-se esperar, pelo menos, 15 minutos na fixação para iniciar o processamento.

Nas punções em que as amostras serão acondicionadas em líquido preservante da citologia em meio líquido, o mesmo já é o próprio fixador e preservante. O que for puncionado deverá ser misturado ao líquido, inclusive lavando delicadamente o conteúdo que fica na agulha.

Indica-se, além da fixação úmida para coloração em Papanicolaou, reservar algumas lâminas e fixar a seco, visando confeccionar lâminas para coloração em MGG ou Panóptica.

COLORAÇÃO

Para avaliação de preparações de mama recomenda-se utilizar Papanicolaou e outro método que destaque células inflamatórias: May-Grunwald-Giemsa ou coloração rápida (Panóptica-Diff-Quick), entre outros.

A coloração de Papanicolaou baseia-se em três corantes: Hematoxilina, EA e Orange G, os quais são vendidos líquidos para pronto uso, evitando erros e tempo para preparação e testes, mas há quem queira prepará-los e todos estão disponíveis em pó também.

Técnica de Coloração de Papanicolaou Original

1. Álcool etílico absoluto: 1 minuto.
2. Água destilada: 1 minuto.
3. Hematoxilina de Harris: 1-3 minutos.
4. Água destilada: 1 minuto.
5. Álcool acidificado (1% de ácido clorídrico em etanol a 95%): cerca de 1 minuto.
6. Água corrente: 5 minutos.
7. Álcool etílico a 70%: imergir.
8. Álcool etílico a 95%: imergir.
9. Álcool etílico absoluto: imergir.
10. Orange G: 2 minutos.
11. Álcool etílico absoluto: 2 minutos.
12. EA 65: 3 minutos.
13. Álcool etílico a 95%: 3 banhos consecutivos.
14. Álcool absoluto: 3 banhos consecutivos.
15. Xilol (Xileno): 3 banhos consecutivos.

Método de Papanicolaou Adaptado

1. Álcool etílico absoluto: 1 minuto.
2. Água destilada: 1 minuto.
3. Hematoxilina de Harris ou Gill: 1-3 minutos.
4. Água destilada: 1 minuto.
5. Álcool etílico a 70%: 1 minuto.
6. Álcool etílico a 95%: imergir.
7. Álcool etílico absoluto: imergir.
8. Orange G6: 2 minutos.
9. Álcool etílico a 95%: 5 mergulhos.
10. Álcool etílico a 95%: 5 mergulhos.
11. EA 36 ou 65: 3 minutos.
12. Álcool etílico a 95%: 3 mergulhos.
13. Álcool absoluto: 3 mergulhos.
14. Xilol (Xileno) – 3 banhos consecutivos: 1 minuto.

Os tempos para os corantes podem variar conforme o fabricante e o tempo de uso. O ajuste deve ser feito com lâminas extras (sobras) antes da coloração definitiva como medida de precaução.

Depois de corada e seca montar com bálsamo sintético ou resina sintética entre lâmina e lamínula (22 × 50). Não é aconselhável utilizar verniz, pois o tempo torna-o amarelado e cristalizado. Lembrando que as lâminas devem permanecer arquivadas por um longo tempo.

Técnica de May-Grünwald-Giemsa (MGG)

1. Fixar em metanol: 15 minutos.
2. Corar pela solução de uso de May-Grünwald: 5 minutos.
3. Escorrer o corante da lâmina.
4. Corar pela solução de trabalho de Giemsa: 10 minutos.
5. Lavar em tampão Sorensen pH 6,8.
6. Deixar secar à temperatura ambiente.
7. Clarificar com xilol.
8. Selar com resina sintética.

Essa técnica pode ser modificada conforme o fabricante do corante ou tipo de amostra.

IMUNO-HISTOQUÍMICA

O uso da imuno-histoquímica como ferramenta auxiliar deve ser considerado em virtude do amplo painel de marcadores que podem ajudar na diferenciação da lesão, na avaliação prognóstica e no direcionamento terapêutico. Geralmente realizada em amostras de biópsias parafinadas, a imuno-histoquímica segue um padrão-base para execução da técnica, inclusive com equipamentos de automação para grandes retinas. Contudo, o método pode ser realizado manualmente com bastante acurácia sem a necessidade de equipamentos caros ou específicos.

Alguns marcadores em mama estão bem consolidados e são utilizados na classificação molecular, como: receptor de estrógeno (RE), receptor de progesterona (RP). HER2 e Ki-67 (Quadro 3-4). Além dos marcadores destacados, outros também são bem utilizados, é exemplo o PCNA (Proliferating Cell Nuclear Antigen), p53, p63 (marcador de células mioepiteliais), Ciclina D1 e E-caderina, relacionado a diferenciação entre carcinoma ductal (geralmente positivo) e lobular.

Segundo estudos publicados sobre o assunto, os tumores do tipo Luminal A apresentam boa resposta com hormonoterapia, os do tipo Luminal B aparecem com pior resposta com hormonoterapia e está relacionado a recidiva tumoral. Os do tipo HER-2 apresentam boa resposta com imunoterapia, enquanto que os do tipo Basal são de pior prognóstico e sem alvo terapêutico específico.

Quadro 3-4. Classificação Molecular do Câncer de Mama

Câncer	Marcadores		
Luminal A	RE e/ou RP positivo	HER-2-negativo	Ki-67 baixo
Luminal B	RE e/ou RP positivo	HER-2-positivo	Ki-67 alto
HER-2	RE negativo	HER-2-positivo	Ki-67 variável
Basal	RE e RP negativos	HER-2-negativo	CK basal positiva

Protocolo Base para Realização de Imuno-histoquímica

As amostras devem ser fixadas imediatamente em formalina tamponada a 10% durante 24h. Após esse período, as mesmas devem ser lavadas em água, para retirada de toda a formalina, e fixadas em álcool etílico a 70%.

Com as amostras de biópsias mamárias devidamente fixadas em formalina e embebidas em parafina, proceder o corte no micrótomo em secções de 4-5 micras e montadas em lâminas silanizadas. Para isso o material deve ser desparafinizado em xilol e reidratado com uma série decrescente de álcool. Em seguida, o material será lavado em água corrente e em tampão fosfato de sódio (PBS) por 5 minutos cada. A recuperação antigênica será realizada com tampão de citrato (10 mM com pH6) em panela de pressão histológica elétrica por 2 minutos. Posteriormente, as lâminas serão resfriadas a temperatura ambiente. Realiza-se o bloqueio das peroxidases endógenas com solução de peróxido de hidrogênio (H2O2) e metanol (1:1) por 30 minutos, as lâminas devem ser lavadas em água corrente e em PBS. Para inibir as ligações inespecíficas, será feito bloqueio com a solução de soro albumina bovina BSA a 1% durante 1 hora em câmara úmida. O anticorpo primário será incubado usando câmera úmida, por 2 horas em estufa a 37°C.

Em nossa experiência, aconselhamos o uso de *kits* comerciais de revelação do tipo HRP, o qual, conforme recomendação do fabricante, foi utilizado 20 minutos para cada reagente, em temperatura ambiente. Entre estas etapas as lâminas eram lavadas com PBS. A reação foi revelada com o cromógeno 3,3'-diaminobenzidina (DAB), lavadas com água destilada e contracoradas com hematoxilina. Posteriormente, as lâminas foram desidratadas em série crescente de álcool e xilol e montadas com resina sitética e lamínula.

CELL BLOCK

Diversas amostras de punções podem ser emblocadas em parafina, por exemplo. O material deve ser centrifugado em ágar, trombina ou outros géis, o que facilitará a união do material em formato adequado. O material também pode ser inserido diretamente para formalina e seguir para rotina histopatológica (Fig. 3-4).

As vantagens do *cell block* são várias, entre elas destacam-se a preservação do material e a realização de imuno-histoquímica. Técnicas complementares também podem ser realizadas.

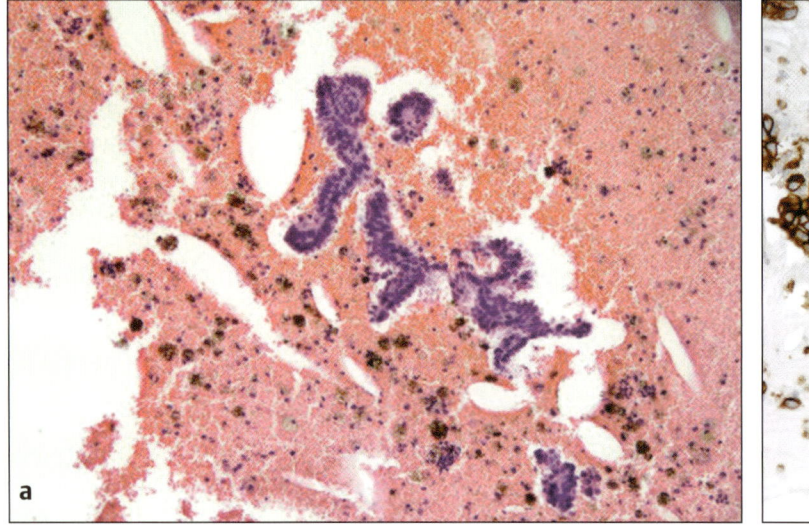 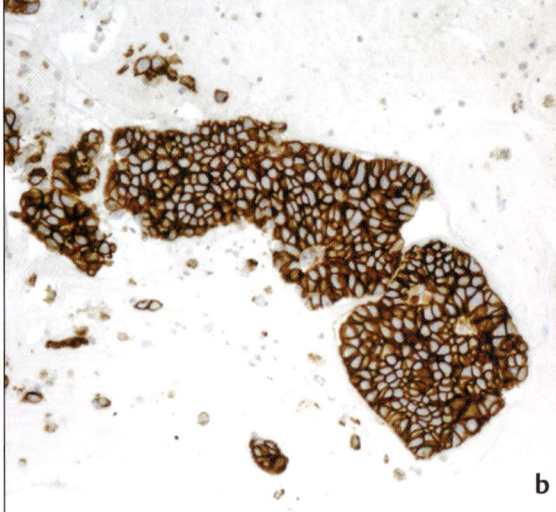

Fig. 3-4. Preparação *cell block* de carcinoma papilar (**a**) e imuno-histoquímica em *cell block* de carcinoma invasor de mama marcada para E-caderina (**b**). *Fonte*: Adaptada de Schmitt F, Tan PH, Tse G, 2013.

4 Procedimentos Mamários Guiados por Métodos de Imagem

Marcos Duarte Guimarães
Almir Galvão Vieira Bitencourt
Luciana Graziano

INTRODUÇÃO

Os métodos de imagem são de fundamental importância para o manejo de pacientes com câncer de mama, especialmente no diagnóstico precoce de lesões mamárias não palpáveis. O rastreamento anual é capaz de reduzir de 20 a 35% a mortalidade por este tipo de câncer em mulheres entre 50 e 69 anos e em um menor percentual (cerca de 15%) em mulheres entre 40 e 49 anos.

A mamografia ainda é considerada o método de escolha para rastreamento populacional do câncer de mama. No entanto, outros métodos de imagem como a ultrassonografia (US) e a ressonância magnética (RM) vêm sendo utilizados de modo complementar, sendo bastante úteis principalmente na avaliação de pacientes com mamas densas e alto risco para câncer de mama, pois, nestes grupos, a mamografia tem sensibilidade reduzida.

As lesões suspeitas identificadas nos exames de imagem da mama devem ser submetidas à biópsia percutânea para confirmar o diagnóstico e planejar o tratamento adequado. A biópsia cirúrgica deve ser reservada para os casos em que a biópsia percutânea guiada por palpação ou por imagem não for viável. A realização de procedimentos invasivos guiada por métodos de imagem é fundamental para garantir a coleta adequada do material para análise, principalmente nas lesões não palpáveis. Vários procedimentos podem ser utilizados, como punção aspirativa por agulha fina (PAAF) e biópsia por agulha grossa, seja com agulha cortante (*core* biópsia) ou vácuo (mamotomia). Deste modo, é importante conhecer as principais indicações e limitações de cada procedimento para saber em que tipo de lesão cada um deve ser indicado.

MÉTODOS DE IMAGEM PARA AVALIAÇÃO DE LESÕES MAMÁRIAS

A mamografia ainda é o principal método de imagem para avaliação das mamas. Ela apresenta baixo custo, amplo acesso e é considerada o único método que conseguiu demonstrar redução da mortalidade no rastreamento do câncer de mama. A principal vantagem da mamografia é a capacidade de avaliar as microcalcificações, que, muitas vezes, são a única manifestação inicial de um carcinoma e não são bem caracterizadas nos outros métodos. A mamografia pode evidenciar ainda lesões nodulares, assimetrias e áreas de distorção arquitetural no parênquima mamário. A sensibilidade da mamografia depende de fatores como idade da paciente, densidade do tecido mamário e uso de terapia de reposição hormonal, assim como da qualidade técnica da imagem e da experiência do radiologista que avalia o exame. Por exemplo, a sensibilidade aumenta de 63% nas pacientes com mamas densas para 87% naquelas com mamas predominantemente adiposas. Em relação à faixa etária, a sensibilidade aumenta de 68% nas mulheres entre 40 e 44 anos para 83% nas mulheres entre 80 e 89 anos. Outros fatores que podem dificultar o diagnóstico mamográfico de câncer de mama incluem a presença de implantes mamários e as alterações pós-terapêuticas. Além disso, a especificidade da mamografia é baixa, e grande parte das lesões suspeitas de malignidade pelo método, que são submetidas a estudo histopatológico, apresenta diagnóstico de benignidade.

A US mamária é habitualmente indicada para avaliação complementar de áreas suspeitas na mamografia ou exame clínico, sendo capaz, por exemplo, de diferenciar lesões sólidas de císticas. Pode ainda ser utilizada no rastreamento oncológico em pacientes jovens, com mamas densas e de alto risco para o câncer de mama. Esta modalidade, apesar de depender de equipamento de qualidade e de examinador experiente, tem demonstrado bom custo-benefício e acurácia para diagnóstico de lesões mamárias.

A RM vem ganhando crescente importância no manejo de pacientes com câncer de mama. A principal vantagem da RM em relação à mamografia e US é a capacidade de avaliar a vascularização do tecido mamário após a injeção endovenosa do contraste paramagnético com Gadolínio (Gd-DTPA). Em virtude da neoangiogênese e da permeabilidade vascular aumentada, a maioria dos carcinomas apresenta impregnação focal e precoce pelo meio de contraste intravenoso, ao contrário da maioria das lesões benignas. Além disso, a RM possui maior acurácia em avaliar o tamanho e as características morfológicas do tumor, bem como na detecção de lesões multifocais. No entanto, apesar de apresentar uma elevada sensibilidade para o diagnóstico de câncer de mama (86-96%), a especificidade da RM mamária é apenas moderada na maioria dos estudos. Os resultados falso-positivos estão habitualmente associados a lesões de alto risco como carcinoma lobular *in situ* e hiperplasias atípicas, além de alterações fibrocísticas e lesões benignas como fibroadenomas, papilomas, linfonodos, dentre outras. Além da baixa especificidade, outras limitações da RM incluem a sua disponibilidade, tolerância do paciente, treinamento da equipe, elevado custo e tempo de exame.

Os achados dos exames de imagem devem ser caracterizados de acordo com o léxico BI-RADS *(Breast Imaging Reporting And Data System)*, elaborado pelo *American College of Radiology* (ACR). O objetivo desta sistematização é padronizar a nomenclatura dos laudos, que devem possuir conclusão diagnóstica e propor conduta, de acordo com a probabilidade de malignidade. Segundo a última edição do BI-RADS (2018), os resultados podem ser classificados em sete categorias:

- *Categoria 0:* exame inconclusivo.
  É necessário avaliação adicional com outras incidências mamográficas ou outros métodos de imagem.
- *Categoria 1:* exame normal ou exame negativo.
  Sem achados alterados, é indicado apenas acompanhamento de rotina.
- *Categoria 2:* exame com achados certamente benignos.
  Neste caso, é indicado apenas acompanhamento de rotina.
- *Categoria 3:* exame com achados provavelmente benignos.
  O risco de câncer é inferior a 2%, é indicado controle precoce em 6 meses ou, eventualmente, biópsia.
- *Categoria 4:* exame com achados suspeitos de malignidade.
  Indica avaliação anatomopatológica em todos os casos.
  A classificação BI-RADS 4 costuma ser dividida em 3 subcategorias de acordo com o risco de câncer:
  - BI-RADS 4A: lesão com baixa suspeita de malignidade – 2 a 10% de risco de câncer.
  - BI-RADS 4B: lesão com moderada suspeita de malignidade – 11 a 50% de risco de câncer.
  - BI-RADS 4C: lesão com elevada suspeita de malignidade – 51 a 95% de risco de câncer.
    Independentemente da subcategoria de BI-RADS 4, todos os casos devem ser submetidos à biópsia. A diferença é que, na paciente com BI-RADS 4A, o esperado é a biópsia confirmar uma lesão benigna, enquanto, no BI-RADS 4C, o esperado é a biópsia confirmar o diagnóstico de câncer.
- *Categoria 5:* exame com elevado risco de câncer.
  Risco de câncer superior a 95%, estando indicado avaliação anatomopatológica em todos os casos.
- *Categoria 6:* exame com achados malignos confirmados histologicamente, em avaliação antes do tratamento definitivo.
  A classificação BI-RADS 6 é utilizada apenas nas pacientes que já têm o diagnóstico de câncer de mama estabelecido e acabam por fazer uma mamografia para acompanhamento da doença, como, por exemplo, após início da quimioterapia. Essa classificação serve apenas para confirmar ao médico que a lesão maligna identificada na mamografia é a mesma já conhecida anteriormente.

PROCEDIMENTOS GUIADOS POR IMAGEM

A coleta de material de lesões mamárias suspeitas de malignidade pode ser obtida através de PAAF ou biópsia por agulha grossa. Esta última pode ser realizada por meio de biópsia com agulha cortante (*core* biópsia) ou por biópsia a vácuo ("mamotomia"). Nos casos de a paciente ser submetida a procedimento cirúrgico, seja para diagnóstico ou tratamento definitivo, poderá ser realizada ainda localização pré-operatória guiada por métodos de imagem, por meio da colocação de um fio metálico ou radiofármaco no interior da lesão.

A PAAF é realizada com uma agulha com calibre de 23 a 27 gauge e coleta material para estudo citológico. Quando realizada por radiologistas experientes, a PAAF tem uma sensibilidade de até 98% e uma especificidade de até 97%. A principal vantagem da PAAF é que ela é de fácil acesso e pode ser rapidamente realizada, sendo menos dolorosa e mais segura do que a biópsia por agulha grossa, principalmente em pacientes com distúrbios de coagulação. As principais desvantagens da PAAF são a taxa significativa de amostras não diagnósticas e resultados falso-negativos. Para as lesões não palpáveis, a taxa de falso-negativo para PAAF guiada por imagem varia de 0 a 32% e pode ser causada por localização incorreta da lesão, tamanho pequeno, sangramento ou uma combinação destes fatores. A correlação do resultado da PAAF com os achados de imagem é fundamental. Algumas lesões benignas, como necrose gordurosa e fibroadenomas, podem mostrar atipia significativa na PAAF. Além disso, nos casos de lesões altamente suspeitas e com resultado negativo na PAAF, deve-se prosseguir a investigação com biópsia por agulha grossa ou cirúrgica.

A biópsia por agulha cortante ou *core* biópsia é realizada com agulha com calibre de 14 a 20 gauge, permitindo a coleta de fragmentos do tecido para um diagnóstico histológico mais definitivo e evitando amostras inadequadas. Este procedimento é considerado seguro, mesmo em pacientes que recebem terapia anticoagulante ou com antiagregantes plaquetários. Hematomas e infecções que necessitam de tratamento são muito menos comuns com biópsia por agulha grossa do que com biópsia cirúrgica.

A mamotomia ou biópsia percutânea a vácuo é habitualmente realizada com agulha com calibre de 11 gauge, permitindo a coleta de mais material que a biópsia por agulha cortante, reduzindo o número de resultados falso-negativos. Este método é idealmente utilizado para biópsia de microcalcificações ou nódulos pequenos, de até 1 cm, que podem ser totalmente ressecadas durante o procedimento. Nos casos em que a lesão for totalmente ressecada durante o procedimento, um clipe metálico deve ser colocado no local para identificação futura da localização da lesão.

A escolha do procedimento e do método de imagem para orientação depende das características da lesão. Todos estes procedimentos podem ser guiados por qualquer um dos métodos de imagem citados (mamografia, US ou RM). Os procedimentos guiados por US são mais rápidos e mais bem tolerados do que os procedimentos guiados por mamografia ou RM. Diferente dos outros métodos, na US é possível ainda visualizar o trajeto da agulha em tempo real e confirmar a localização de onde o material foi retirado. No entanto, a lesão em questão deve ser identificada de forma precisa havendo uma boa correlação entre os achados ultrassonográficos e os achados da mamografia ou RM. Se uma lesão não palpável identificada na mamografia ou RM não apresentar boa correlação ao US, esta deve ser submetida a biópsia ou localização pré-operatória guiada pelo método em que for melhor caracterizada. Para pacientes com microcalcificações, assimetrias ou distorções vistas apenas na mamografia, este método deve ser utilizado para guiar a biópsia percutânea. Do mesmo modo, para nódulos ou áreas de realce suspeitas de malignidade, identificadas na RM e que não foram caracterizados por outros métodos, deve ser indicada a biópsia ou localização pré-operatória guiada por RM.

PAAF GUIADA POR ULTRASSONOGRAFIA

Atualmente, todas as PAAF guiadas por imagem são orientadas por US. Além de permitir o acompanhamento em tempo real da trajetória da agulha, este método permite uma maior mobilidade da agulha no interior da lesão, aumentando a quantidade de material coletado e reduzindo o número de amostras insuficientes, quando comparado com as PAAF guiadas por mamografia ou RM.

As vantagens da PAAF são o baixo custo e a sua eficiência. Entretanto, algumas limitações são inerentes ao método. Resultados inconclusivos ou falso-negativos podem ser causados por: material acelular ou paucicelular; problemas no esfregaço, na fixação ou na coloração das lâminas; material hemorrágico ou necrótico; experiência do examinador, entre outros. A análise citológica não fornece o tipo histológico do tumor e pode não permitir a diferenciação entre carcinomas invasivos ou *in situ*. Além disso, lesões que apresentam grande quantidade de tecido fibroso, lesões espiculadas não palpáveis que esfoliam pouco material, e lesões representadas somente por microcalcificações, podem não ser bem amostradas, sobretudo quando não se dispõe de um citopatologista na sala de punção.

Além disso, a existência de uma equipe bem treinada, seja no momento da coleta do material ou no momento da análise citopatológica melhora significativamente a *performance* deste procedimento.

CUIDADOS PRÉ-BIÓPSIA

É importante, antes da realização de qualquer procedimento intervencionista, fazer a análise cuidadosa dos exames que levaram à realização da biópsia. Este controle é útil para garantir maior confiança entre o clínico, o radiologista e o paciente.

Explicações sobre o objetivo, vantagens e riscos dos procedimentos são fundamentais, facilitando a sua realização.

O consentimento informado é recomendável e deve ser obtido em todos os procedimentos guiados por métodos de imagem. Deve conter informações relevantes relacionadas ao procedimento, incluindo os riscos e a necessidade de biópsia cirúrgica caso o resultado não seja o esperado.

Antes do procedimento é importante também obter informações sobre o estado de coagulação sanguínea, sobre o uso de anticoagulantes ou antiagregantes plaquetários e sobre a presença de valvulopatia. No entanto, não é necessário suspender o uso dessas medicações ou fazer antibioticoprofilaxia para realização da PAAF. Há mais precaução quanto à realização das biópsias com agulha grossa do que para as punções com agulha fina, pois, nestes casos, os riscos de complicações são mínimos.

Os riscos potenciais do procedimento incluem sangramento e infecção que, felizmente, são raros.

TÉCNICA

A mesa de punção deve ser montada e supervisionada pelo médico que vai realizar o procedimento para que não ocorram atrasos ou interrupções por causa da falta de alguma material. Na mesa, deve constar o citoaspirador, agulhas finas (20 a 25 gauge), seringas de 10-20 mL, anestésico líquido e em gel, gases e antissépticos tópicos, além de lâminas com tubos secos com álcool, fixador em *spray* ou tubo com líquido fixador (Fig. 4-1).

A PAAF guiada por US habitualmente é realizada com o paciente em decúbito dorsal, oblíquo ou lateral, com os braços erguidos e as mãos posicionadas atrás ou sobre a cabeça. A depender do médico que realizará o procedimento, este pode ser manuseado com apenas um operador treinado segurando o transdutor com uma das mãos e a agulha de punção com a outra; ou com 2 operadores, sendo um para guiar e outro para coletar o material.

Após assepsia local, a lesão deve ser identificada pela US para escolha da agulha a ser utilizada, planejamento da melhor trajetória e posicionamento do paciente. A agulha de punção deve estar acoplada a uma seringa descartável de 10 a 20 mL, para, em seguida, ser introduzida transfixando os planos cutâneo e subcutâneos, paralelamente ao transdutor, de forma a permitir completa visualização do seu trajeto desde a entrada na pele até o interior da lesão (Fig. 4-2). Recomenda-se, também, o emprego de um dispositivo de coleta a vácuo (citoaspirador) acoplado ao sistema seringa-agulha (Fig. 4-3), pois torna o procedimento mais simples de ser realizado. Alternativamente, a agulha pode ser inserida perpendicular ao transdutor, a depender da experiência do ultrassonografista, visto que, com esta técnica, só é possível visualizar a ponta da agulha na lesão. Após a confirmação da localização da agulha no interior da lesão, deve-se manter pressão negativa sobre a seringa e realizar pequenos movimentos de fricção da agulha no interior da lesão a fim de se coletar material adequado para análise. Após a agulha ser removida, o material é colocado sobre uma lâmina ou no interior de um frasco vazio ou contendo uma solução CytoLyt (Cytyc Corporation, Marlborough, EUA), a depender da rotina de cada serviço, para posterior avaliação citopatológica.

A solução CytoLyt consiste em uma solução-tampão para lavagem celular à base de água, concebida para a lise de glóbulos vermelhos, prevenção da precipitação proteica, dissolução de muco e preservação da morfologia de amostras gerais de células citológicas antes da preparação em lâmina com o Processador ThinPrep 2000.

O número de punções depende das características da lesão. No caso de um cisto simples, habitualmente é realizada apenas uma punção para aspiração do líquido. Nos casos de cistos complexos ou nódulos sólidos, habitualmente mais de uma punção é necessária para aumentar as chances de coleta de material adequado para análise. Se houver um citopatologista na sala de exame, este pode avaliar a adequação

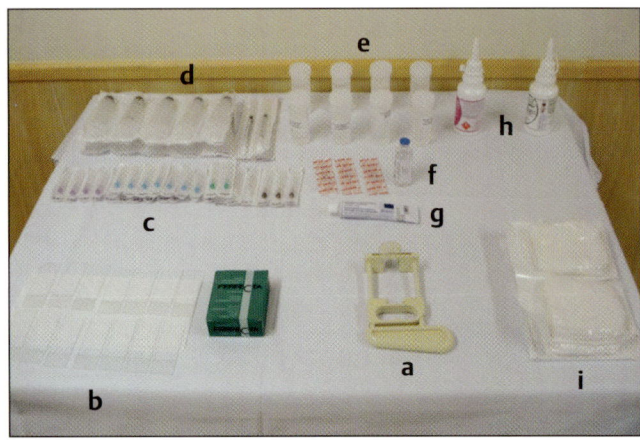

Fig. 4-1. Mesa com material para punção aspirativa por agulha fina, incluindo: citoaspirador (**a**), lâminas (**b**), agulhas de 20-25 gauge (**c**), seringas de 10-20 mL (**d**), tubos secos ou com álcool (**e**), anestésico líquido (**f**) e em gel (**g**), antissépticos tópicos (**h**) e gases (**i**).

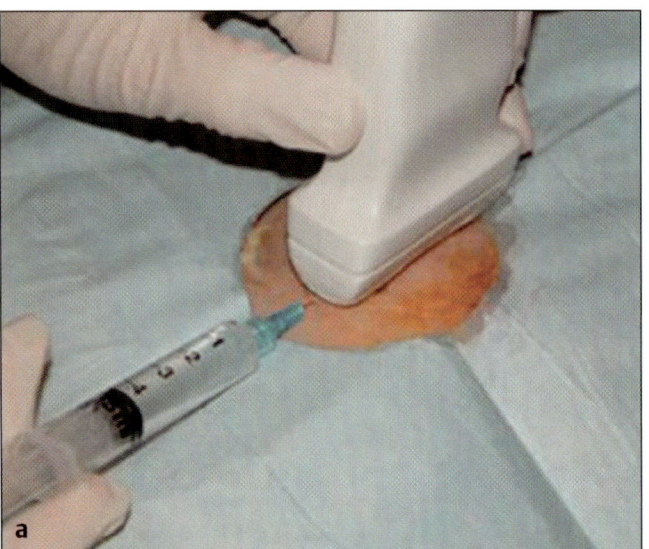
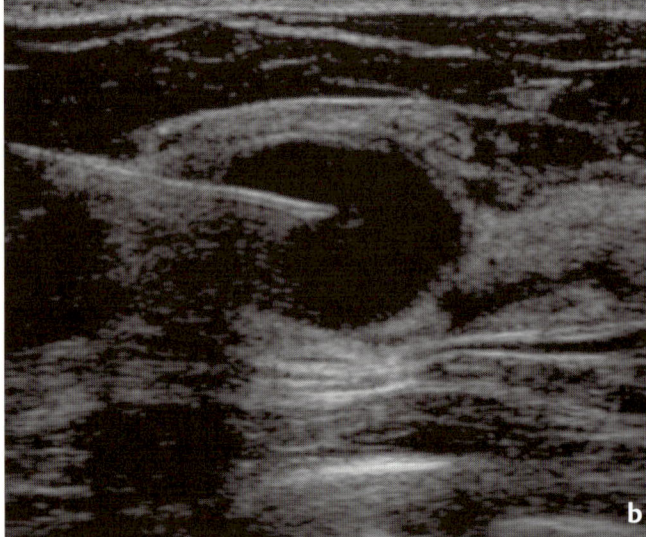

Fig. 4-2. Procedimento de punção aspirativa por agulha fina (PAAF) guiada por ultrassonografia (US). (**a**) Agulha introduzida na pele paralela ao transdutor. (**b**) US demonstrando extremidade da agulha no interior do cisto.

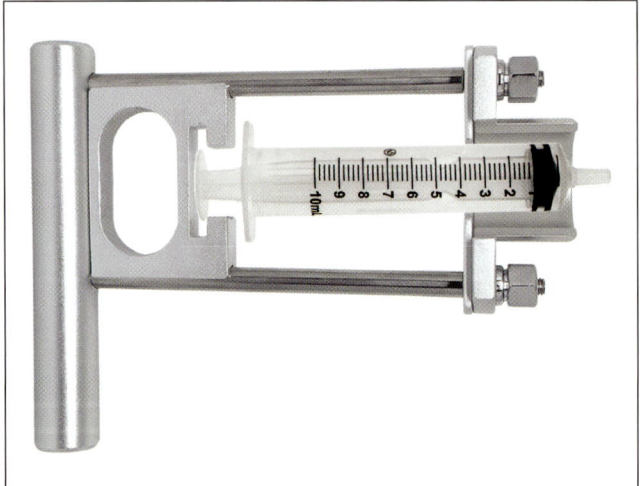

Fig. 4-3. Dispositivo de coleta a vácuo (citoaspirador) acoplado à seringa para realização da punção aspirativa por agulha fina (PAAF).

do material coletado no momento da punção, otimizando a coleta. Ou seja, é possível reduzir o número de punções e consequentemente de complicações relacionadas ao procedimento, sem comprometer a qualidade do material coletado.

O procedimento pode ser realizado com ou sem anestesia local, a depender do protocolo de cada serviço. Por ser um procedimento rápido e com agulha fina, costuma ser bem tolerado, mesmo sem o emprego de anestésico. Por exemplo, quando na fase de planejamento, observa-se que apenas uma punção será o suficiente para coleta de todo material (*i. e.* aspiração de um cisto simples) não sendo necessária a anestesia local. No entanto, quando múltiplas punções serão realizadas, o uso da anestesia local com lidocaína 2% sem vasoconstritor pode gerar maior conforto e menos ansiedade para os pacientes.

A PAAF pode ser utilizada em qualquer tipo de lesão identificada pela US, mesmo naquelas muito pequenas, nas lesões superficiais ou próximas à parede torácica, ou naquelas que demonstraram difícil acesso para biópsias por agulha grossa.

Uma maior quantidade de material pode ser aspirado a partir de lesões celulares, como carcinomas ductais invasivos e linfonodos metastáticos, em comparação com lesões menos celulares, como fibroadenomas hialinizados, lesões fibróticas ou carcinomas lobulares invasivos. Deste modo, a biópsia por agulha grossa pode proporcionar um diagnóstico definitivo nessas lesões menos celulares em que o resultado da PAAF for inconclusivo.

CARACTERIZAÇÃO DAS LESÕES MAMÁRIAS NA US

Diversos tipos de lesões mamárias identificadas na US podem ser submetidos a PAAF. O patologista deve conhecer os principais achados de imagem das lesões submetidas ao estudo patológico. A correlação entre os achados de imagem e o resultado cito ou histopatológico é fundamental para adequado diagnóstico e escolha da conduta mais apropriada para cada paciente.

As lesões císticas podem ser divididas em cistos simples ou complexos. Os cistos simples são lesões tipicamente benignas que apresentam paredes finas e regulares, com conteúdo anecoico homogêneo (Fig. 4-4). Nestes casos, só está indicada a punção quando estas lesões têm dimensões muito aumentadas, provocando dor ou incômodo à paciente. Na maioria das vezes, a punção do cisto demonstrará o desaparecimento ou a diminuição imediata do mesmo. Cistos completamente puncionados recidivam menos frequentemente que os cistos puncionados com líquido residual. O líquido dentro de um cisto simples pode ser claro, amarelo-citrino, escuro, leitoso ou sanguinolento. O líquido coletado de um cisto simples deve ser enviado para análise se existirem suspeita clínica, características radiológicas sugestivas de malignidade ou se for sanguinolento, exceto nos casos de sangramento secundário ao trauma pela punção.

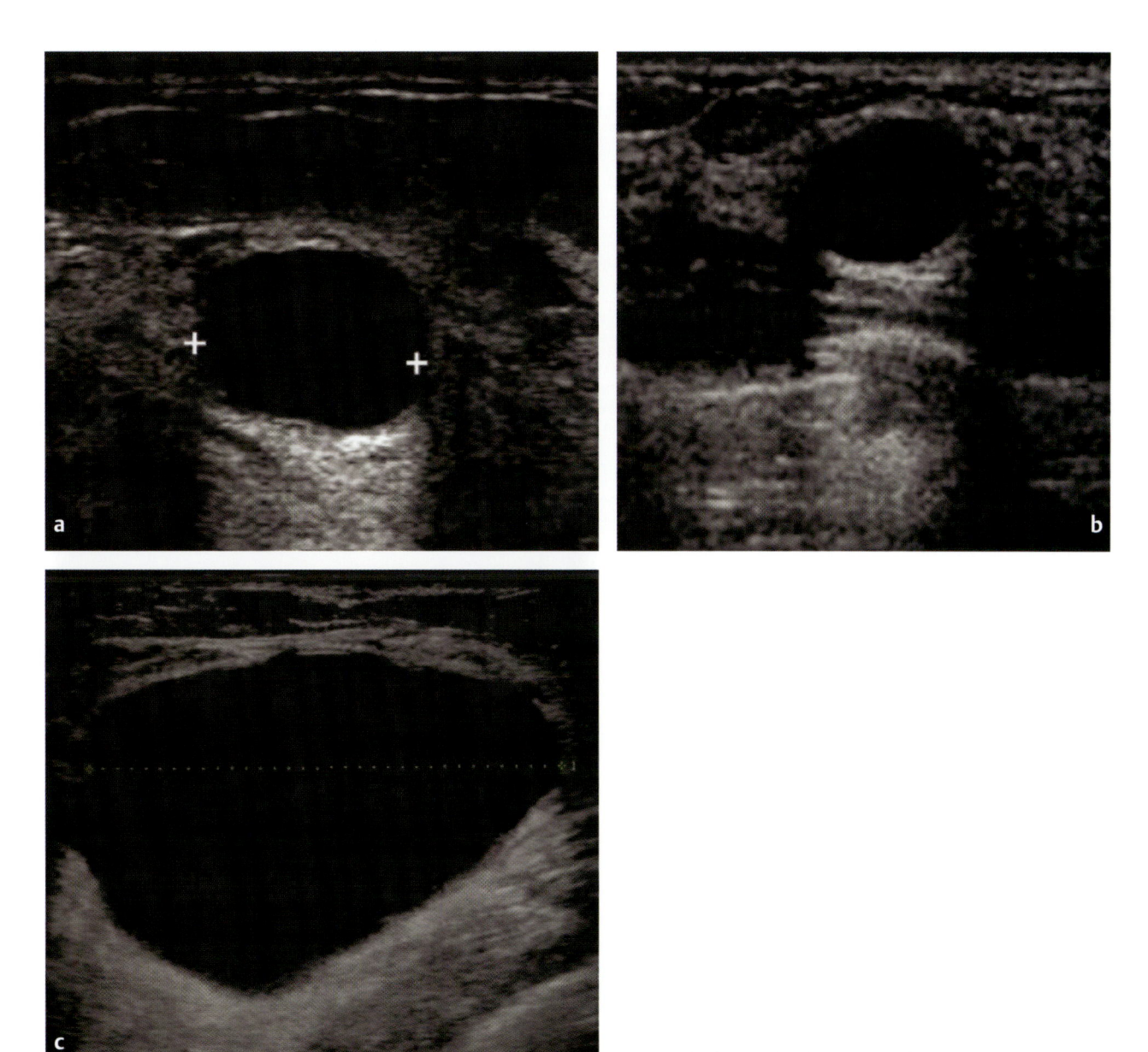

Fig. 4-4. (a-c) Exemplos de cistos simples.

As lesões císticas complexas incluem cistos minimamente complicados e lesões císticas suspeitas de malignidade. As lesões císticas minimamente complicadas incluem cistos com septos finos, agrupados, com calcificações parietais ou no seu interior ("leite de cálcio"), com conteúdo espesso/debris ou cistos cutâneos/subcutâneos (Fig. 4-5). Estas lesões devem ser acompanhadas, e a punção ou biópsia deve ser indicada se houver aumento das dimensões ou alteração das suas características nos exames de controle. As lesões císticas complexas suspeitas de malignidade incluem os cistos com paredes espessas, septos grosseiros (> 0,5 mm de espessura) ou componente sólido (Fig. 4-6). Estas lesões geralmente são submetidas a punção ou biópsia percutânea para afastar a possibilidade de neoplasia maligna. No caso da PAAF, é importante que seja coletado material da área suspeita (p. ex., componente sólido) e não apenas da porção cística.

Os nódulos sólidos devem ser caracterizados a US em relação à sua forma, orientação, ecogenicidade, contornos, dimensões, localização e presença de reforço ou sombra acústica posterior assim como presença de vascularização ao estudo Doppler.

Os nódulos sólidos benignos habitualmente têm forma arredondada ou ovalada, apresentam orientação paralela à pele e contornos regulares, podendo ser hiper, iso ou levemente hipoecogênicos (Fig. 4-7). Alguns destes nódulos apresentam reforço acústico posterior e outros podem apresentar discreta sombra acústica (p. ex., fibroadenomas hialinizados). Habitualmente, o estudo doppler apresenta pouca ou nenhuma vascularização no interior destes nódulos.

Os nódulos sólidos malignos habitualmente se apresentam de forma irregular, apresentam orientação perpendicular à pele, limites imprecisos, contornos irregulares ou espiculados, acentuada hipoecogenicidade, presença de hiperecogenicidade do tecido adiposo adjacente (sugere reação inflamatória/desmoplásica circunjacente) e acentuada sombra acústica posterior (Fig. 4-8). Habitualmente, estes nódulos apresentam algum grau de vascularização ao estudo Doppler.

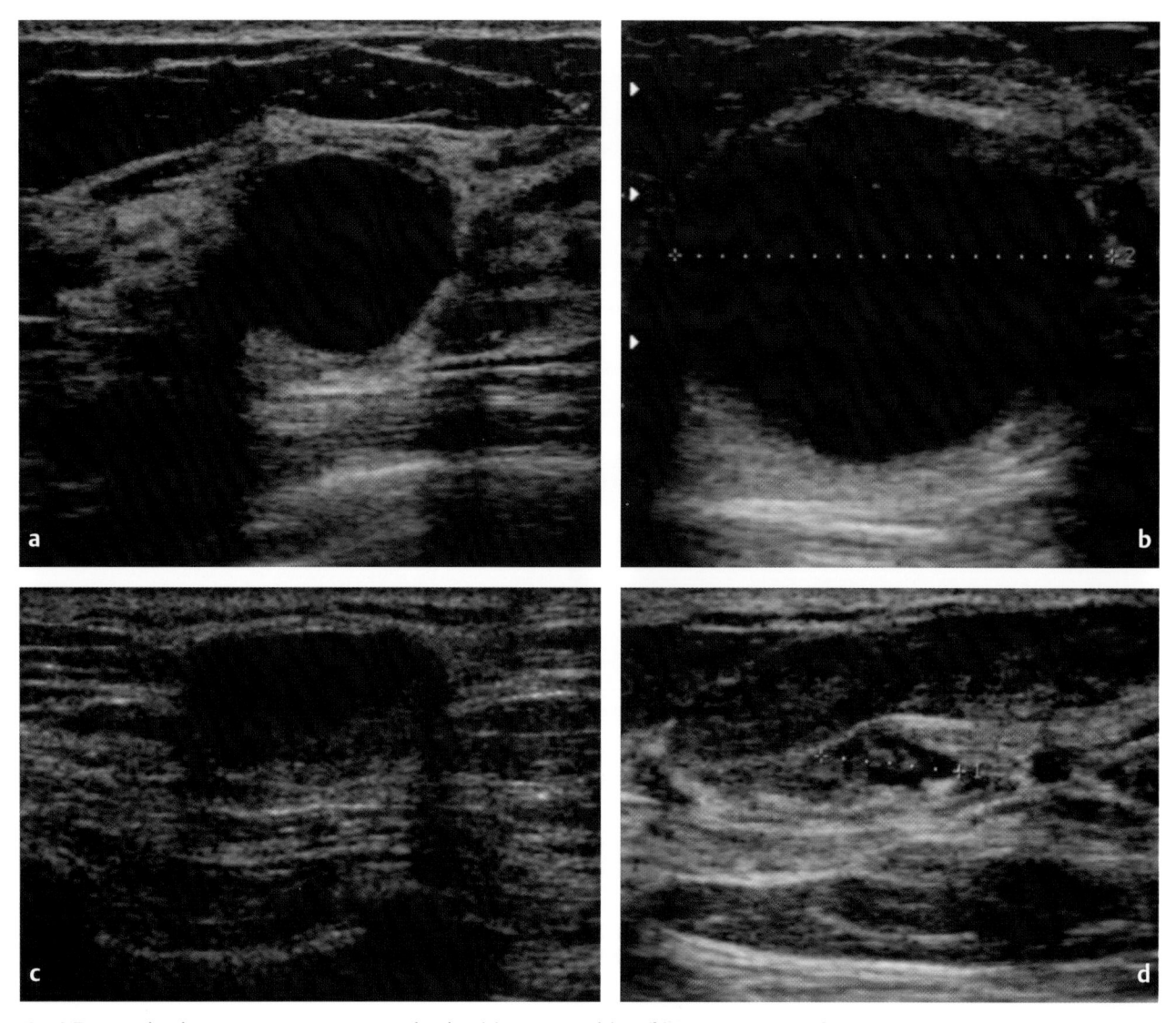

Fig. 4-5. Exemplos de cistos minimamente complicados. (**a**) Cisto com *debris*. (**b**) Cisto com septos finos. (**c**) Cisto com conteúdo ecogênico depositado no seu interior. (**d**) Microcistos agrupados.

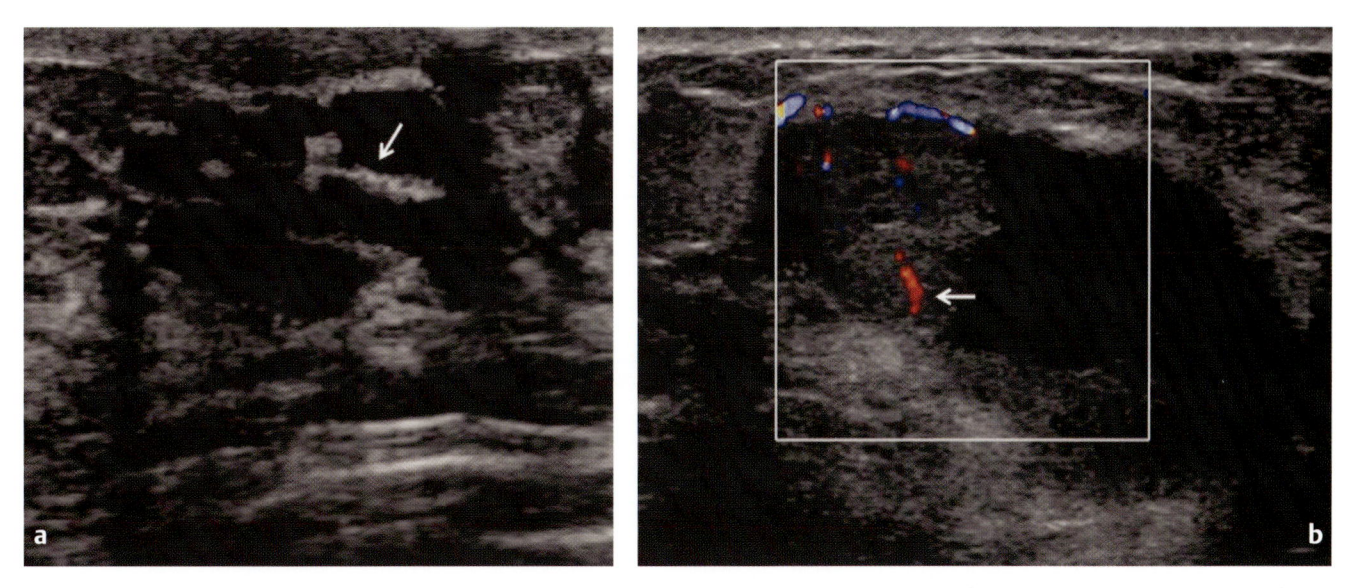

Fig. 4-6. Exemplos de cistos complexos suspeitos de malignidade. (**a**) Cisto com septos grosseiros (seta). (**b**) Cisto com componente sólido e fluxo presente ao Doppler (seta).

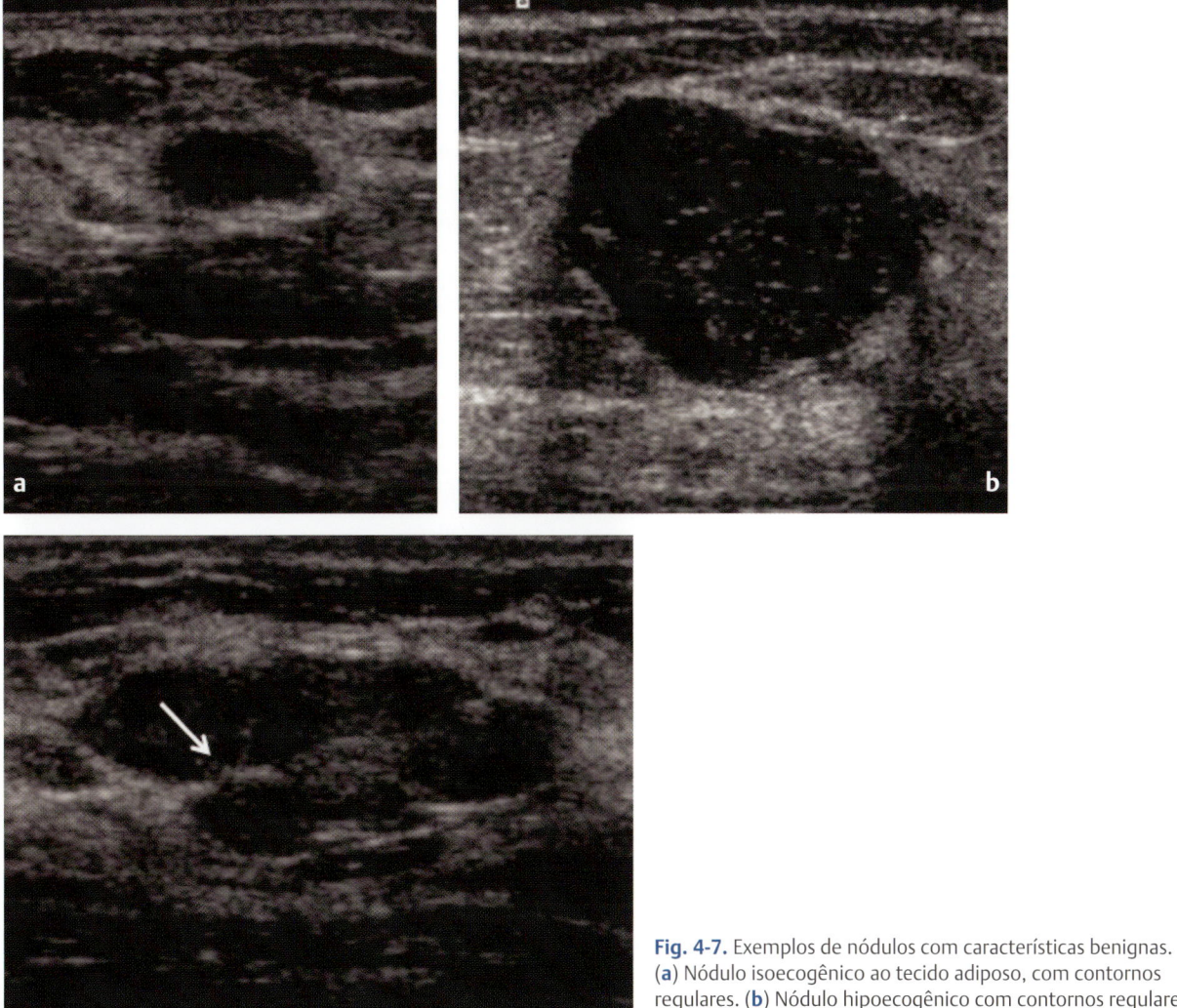

Fig. 4-7. Exemplos de nódulos com características benignas. (**a**) Nódulo isoecogênico ao tecido adiposo, com contornos regulares. (**b**) Nódulo hipoecogênico com contornos regulares. (**c**) Nódulo hipoecogênico com contornos lobulados e traves hiperecogênicas de permeio (seta).

Fig. 4-8. Exemplos de nódulos com características sugestivas de malignidade. (**a**) Nódulo com orientação vertical. (**b**) Nódulo hipoecogênico com contornos irregulares. (**c**) Nódulo hipoecogênico com contornos irregulares e acentuada sombra acústica posterior (setas).

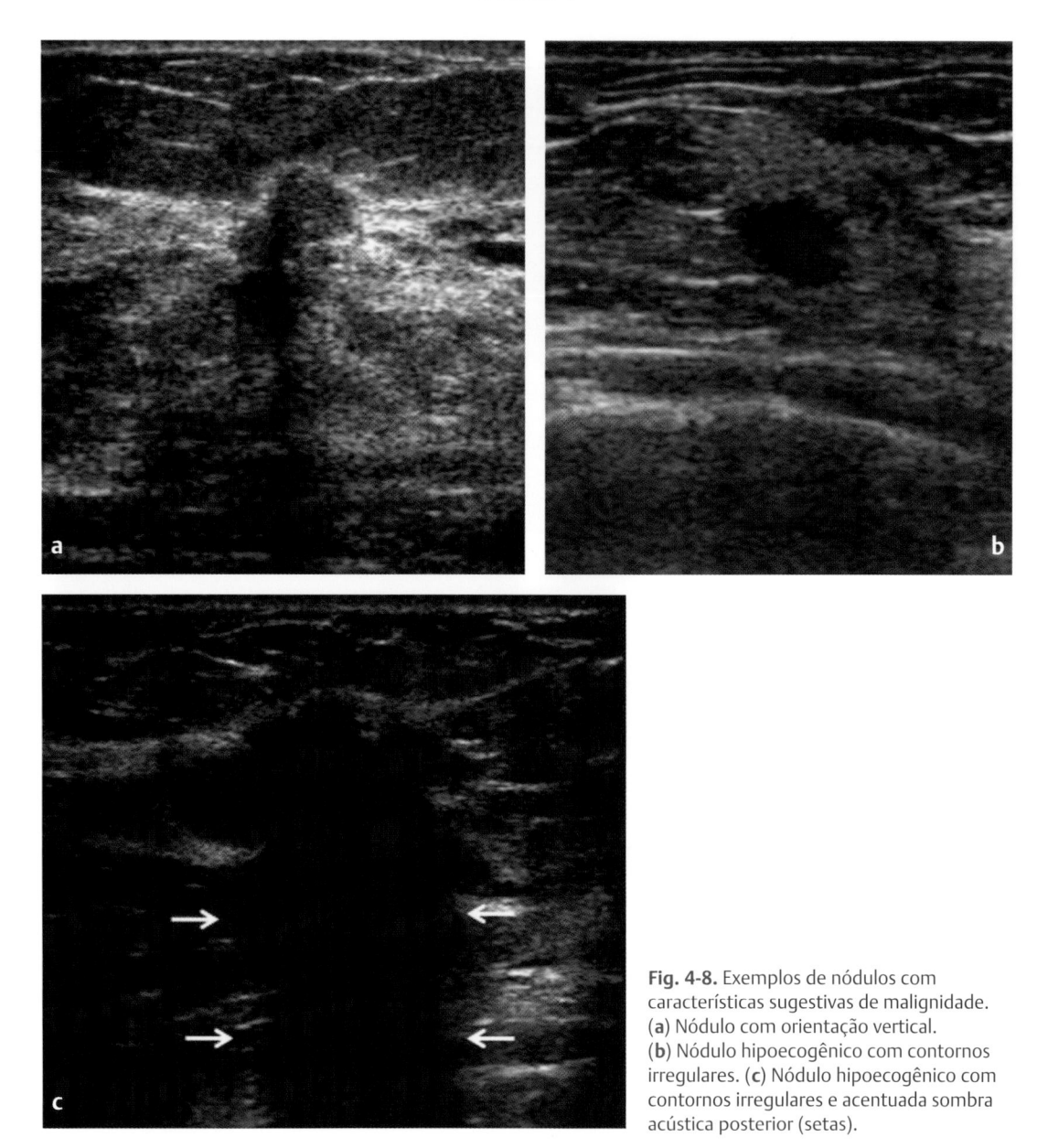

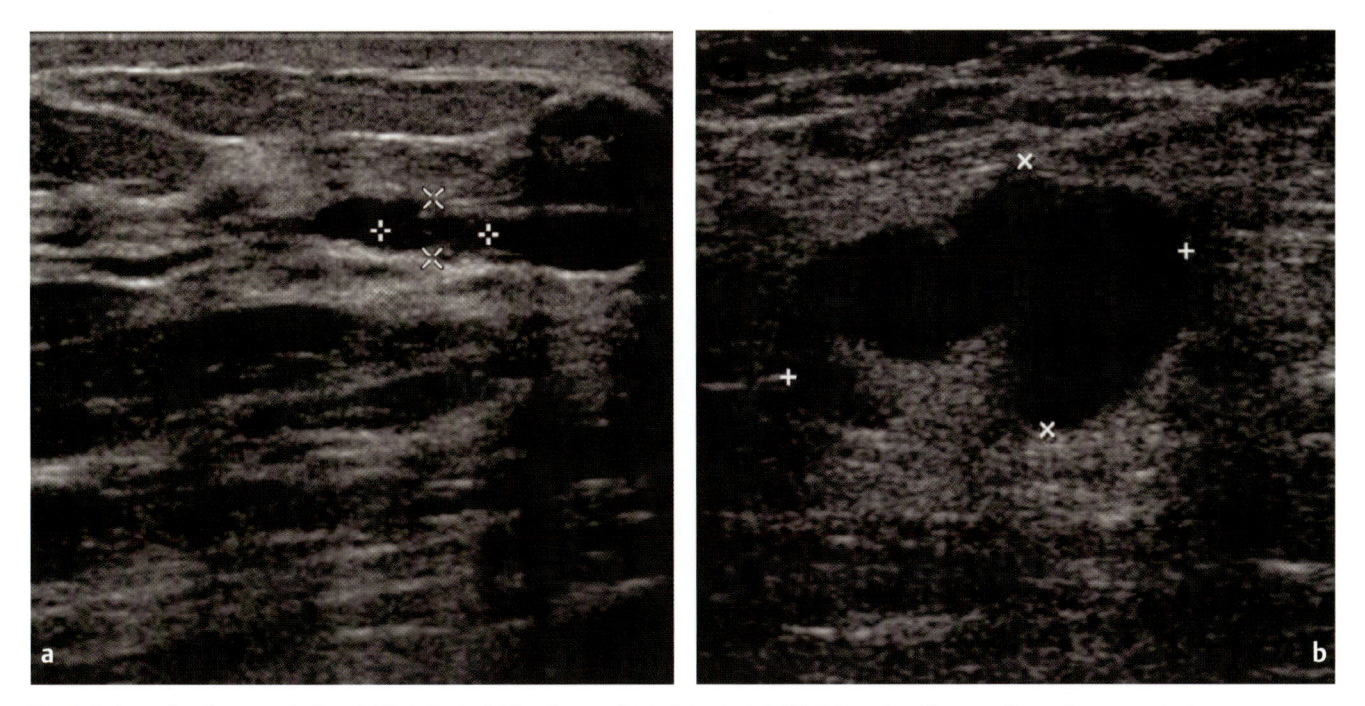

Fig. 4-9. Exemplos de outras lesões. (**a**) Ectasia ductal focal com nódulo intraductal. (**b**) Linfonodo axilar com dimensões aumentadas, espessamento e hipoecogenicidade da cortical.

Outras lesões mamárias que podem ser submetidas a PAAF incluem ectasias ductais focais com conteúdo espesso ou nódulo intraductal e linfonodos intramamários, axilares ou na cadeia torácica interna com dimensões aumentadas, espessamento ou hipoecogenicidade da cortical (Fig. 4-9).

COMPLICAÇÕES E CUIDADOS PÓS-BIÓPSIA

Os pacientes que realizam PAAF geralmente são liberados após o término do procedimento, não necessitando de cuidados maiores por ser considerado um método pouco invasivo. Devem ser indicados bolsa com gelo, analgésico e pomada anti-inflamatória local caso haja algum hematoma ou dor no local da punção.

CONCLUSÃO

As lesões mamárias são muito frequentes, e a US é o método mais rápido e seguro para o diagnóstico, pois é fácil de executar, confortável, menos doloroso, acessa todas as áreas da mama, ocorre em tempo real da agulha, apresenta uma amostragem multidirecional e tem menor custo.

Dentre as biópsias realizadas pela US a PAAF é o procedimento mais rápido, entretanto sabe-se que apresenta algumas limitações que podem ser superadas quando realizadas por profissional médico bem treinado e patologista experiente.

5 Avaliação Microscópica

ADEQUABILIDADE DA AMOSTRA

É um parâmetro necessário na citologia clínica, aplicando-se a terminologia: amostra "satisfatória" ou "insatisfatória" para avaliação. Nos casos onde a amostra for insatisfatória, é necessário descrever o motivo. Entretanto, fica de fora os critérios de adequabilidade nos casos de amostras de descarga papilar e cistos, as quais serão analisadas com os componentes presentes existentes. As descargas papilares nem sempre apresentam constituintes suficientes para uma conclusão diagnóstica.

Os critérios de adequabilidade são muito contraditórios e não se aplicam a todos os tipos de amostras, por exemplo, nos casos das lesões estromais, lipomas e cistos, que são geralmente acelulares e mesmo assim não deve ser considerada uma amostra insatisfatória. Nas demais amostras, muito já foi discutido sobre quantidade de células e agrupamentos necessários para validar a amostra como satisfatória. De modo geral, toma-se como consenso pelo menos 3 a 6 grupos celulares bem preservados para se considerar a amostra satisfatória ou seis agrupamentos de células epiteliais com aproximadamente 15 células cada, distribuídas em duas lâminas. Aumentar essa relação pode resultar em falsos-negativos ou aumentar o número de amostras insatisfatórias.

Portanto, é mandatório usar do bom senso e só concluir a avaliação mediante a presença suficiente de componentes. Escassez celular, amostras hemorrágicas e casos de inflamação devem ser analisados com bastante cautela sem forçar a conclusão.

Amostras insatisfatórias ficam indicadas em amostras acelulares ou com escassez celular (quando não for de cistos), abundantes células inflamatórias, dessecamento e hemorragia.

Porém, recentes estudos têm considerado que seis agrupamentos de células epiteliais com aproximadamente 15 células cada, distribuídos em duas lâminas pode ser uma base para rotina. Essa adequabilidade aumenta o número de resultados falso-negativos, mas aumenta o número de amostras insatisfatórias.

Sugere-se, então, que o citologista não force uma conclusão em materiais que apresentem escassez celular, hemorragia e inflamação que possam obscurecer as células epiteliais, deve-se usar o bom senso e considerar conclusivo quando na presença de elementos irrefutáveis.

As amostras devem ser consideradas insatisfatórias quando há escassez celular (desconsiderar cistos, lipoma e outras lesões estromais), má fixação, hemorragia, abundante exsudato inflamatório dificultado a visualização das células epiteliais. Na hipótese de material insatisfatório, sugere-se não fazer a descrição macroscópica para evitar a má interpretação do clínico, ponto bastante controverso entre clínicos e citologista.

Adequabilidade da amostra de PAAF, considerações:

- Questão controversa: descrever ou não?
- Recomenda-se contar pelo menos seis grupos de células epiteliais ductais bem preservadas.
- Situações com ausência ou escassez celular:
  - Cistos.
  - Lipomas ou outras lesões estromais.
  - Tecido mamário benigno.
  - Para tais circunstância utilizar a frase: "Consistente com o diagnóstico clínico de cisto simples, lipoma ou tecido mamário benigno".
- Abordagem sem contar: espécime considerada adequada se responde a questões clínica e/ou explica uma lesão.
- Deve incluir a quantidade de células epiteliais (poucas), moderada (agrupamentos fáceis de encontrar), abundante (células epiteliais em quase todos os campos).
- Inadequada/insatisfatória quando < 20% do material disposto esteja elegível para análise. Recomenda-se utilizar o termo "Insuficiente para o diagnóstico citológico.

COMPONENTES CITOLÓGICOS MAMÁRIOS EM AMOSTRA NORMAL

Para o citologista clínico atingir eficiência no reconhecimento de alterações citomorfológicas, é necessário estar com os critérios de normalidade bem estruturados. É preciso saber bem o que é normal, e para isso vale praticar, quando possível, a visualização lâminas com amostras com estruturas normais.

É possível iniciar analisando os componentes mais frequentes encontrados nos esfregaços oriundos de PAAF mamária, os quais estão resumidos no Quadro 5-1, bem como suas principais características citomorfológicas.

A presença destes componentes pode variar nos ciclos menstruais e com a faixa etária. A maioria das punções são decorrentes de lesões benignas e, consequentemente, com presença moderada de células, diferentemente dos esfregaços de amostras de tumores invasivos onde as células perdem a capacidade de coesão e se fazem presentes em grande quantidade. Entretanto, o fibroadenoma é uma exceção à regra, pois apesar de ser uma lesão benigna pode aparecer com alta celularidade.

As características mais comuns nas punções mamárias com alterações benignas não inflamatórias, são:

- Escassez celular.
- Raros agrupamentos de células epiteliais ductais normais, coesas em monocamada (jamais em agrupamentos tridimensionais).
- Células epiteliais ductais pequenas (6 a 10 micras de diâmetro), núcleo redondo a oval, cromatina vesicular e nucléolo.
- Pequenos fragmentos estromais e de tecido adiposo.
- Células mioepiteliais sobrepostas aos lençóis de células epiteliais.
- Núcleos nus, bipolares (células mioepiteliais), isolados.
- Fundo do esfregaço limpo, sem diátese.

Em se tratando de alterações de um modo geral, as lesões mais frequentes são alterações não proliferativas (alterações fibrocísticas), papiloma ductal e carcinoma ductal.

Quadro 5-1. Características Citomorfológicas dos Componentes de Amostras Benignas Colhidas por PAAF Mamária

Estrutura	Características morfológicas
Células epiteliais ductais	Formato cuboide, pequenas, coesas formando pequenos folhetos regulares com aparência em "favo-de-mel" (monocamada), citoplasma escasso, núcleos redondos ou ovais uniformes com tamanho aproximado de uma hemácia (5 a 7,6 micras) às vezes localizado na periferia celular quando em paliçada, membrana regular, cromatina densa regular ou vesicular, nucléolo pequeno e visível (Figs. 5-1 e 5-2)
Células mioepiteliais	Citoplasma escasso ou invisível. Núcleos nus (desnudos), ovoides ou bipolares. Cromatina escura (hipercromáticos). Dispostos sobre os agrupamentos de células epiteliais ou isolados na periferia (Fig. 5-1)
Células em metaplasia apócrina	Amplo citoplasma de aspecto arenoso (granular – abundante mitocôndria) e denso, núcleos redondos, densos e com nucléolo evidente. Dispostas em agrupamentos em monocamada, coesos ou menos frequentemente isoladas (Fig. 5-3)
Células escamosas	Semelhante a células escamosas superficiais cervicais. Não estão presentes em amostras de PAAF, apenas em esfregaços do mamilo, aréola ou dos ductos lactíferos
Adipócitos ou lipócitos	Geralmente agrupados, células grandes, claras, núcleo junto à membrana citoplasmática e quase imperceptível (Fig. 5-4)
Estroma	Presença eventual. Forma fragmentos fibroadiposos de tamanhos variados com núcleos fusiformes. Às vezes, pode acompanhar células endoteliais ou capilares (Fig. 5-5)
Macrófagos	Semelhantes aos encontrados em outros tecidos se apresentam com citoplasma granuloso ou espumoso (células espumosas) e núcleos redondos ou riniformes frequentemente excêntricos (Fig. 5-6)
Demais componentes	Raros leucócitos (polimorfonucleares, linfócitos). Hemácias (Fig. 5-7)

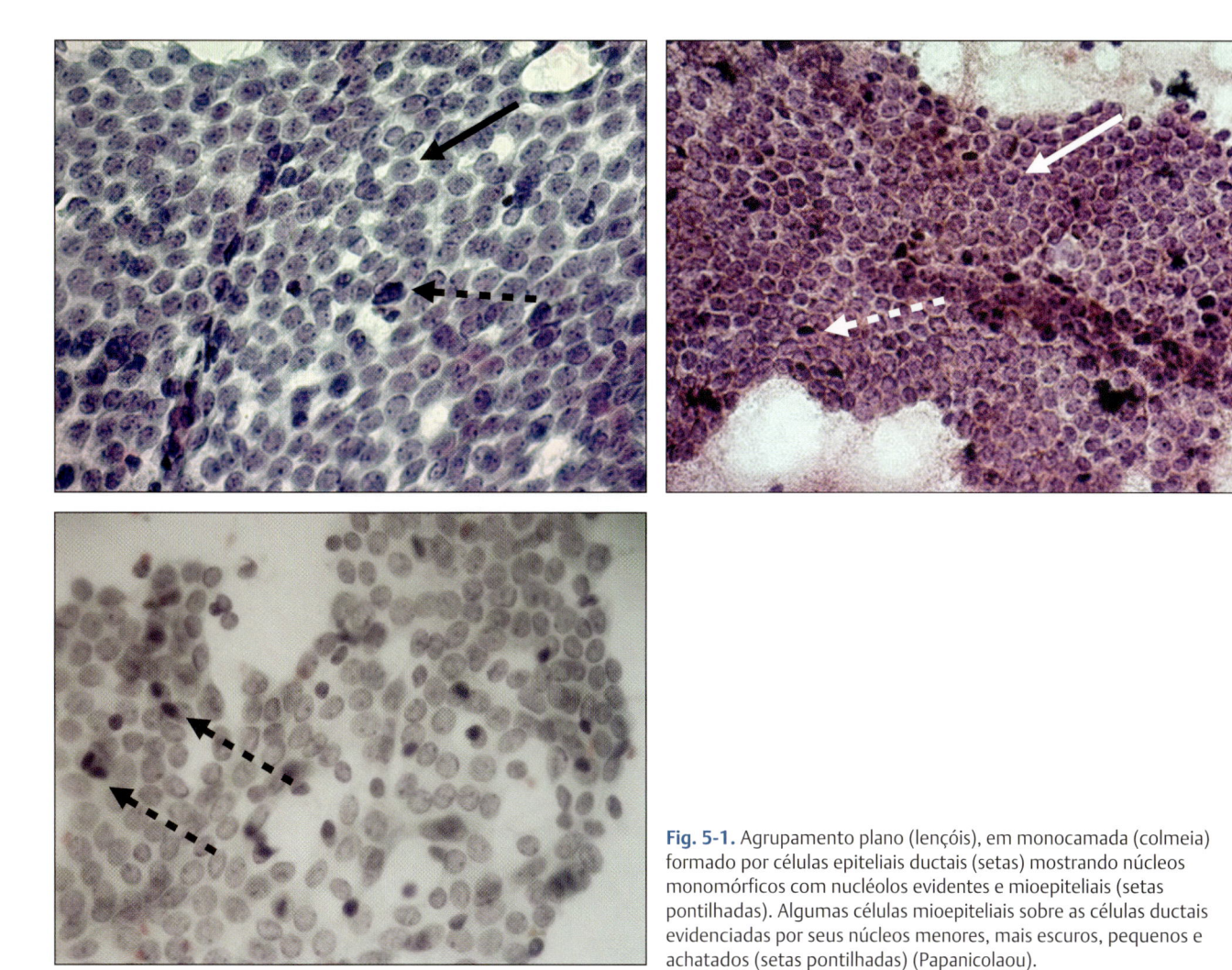

Fig. 5-1. Agrupamento plano (lençóis), em monocamada (colmeia) formado por células epiteliais ductais (setas) mostrando núcleos monomórficos com nucléolos evidentes e mioepiteliais (setas pontilhadas). Algumas células mioepiteliais sobre as células ductais evidenciadas por seus núcleos menores, mais escuros, pequenos e achatados (setas pontilhadas) (Papanicolaou).

Fig. 5-2. Variações estruturais na camada de células mioepiteliais entre os sistemas lobular e ductal. As secções normais de tecido mamário humano foram imunocoradas com um marcador de células mioepiteliais, *smooth muscle actin* (SMA; em vermelho) e um marcador de membrana basal, colagénio IV (castanho). Setas espessas identificam a membrana basal. Setas finas identificam camadas de células mioepiteliais. Note que a camada de células mioepiteliais é mais distinta no ducto do que no sistema lobular. 150×. *Fonte:* Hsiao YH, Tsai HD, Chou MC, Man Yg, 2011.

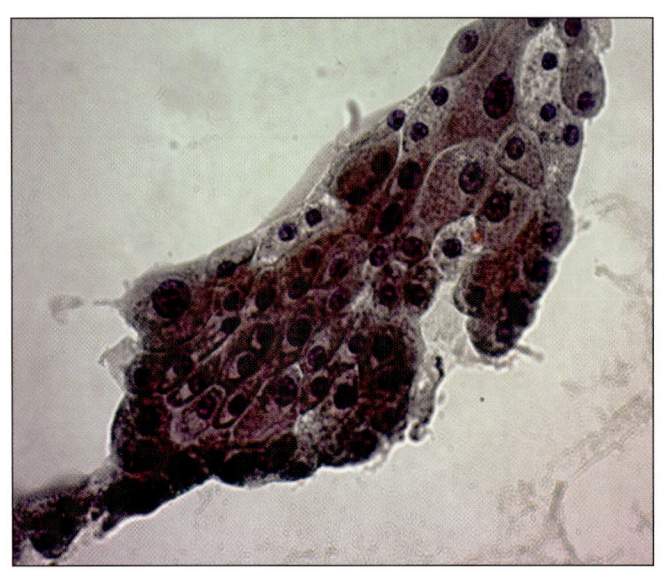

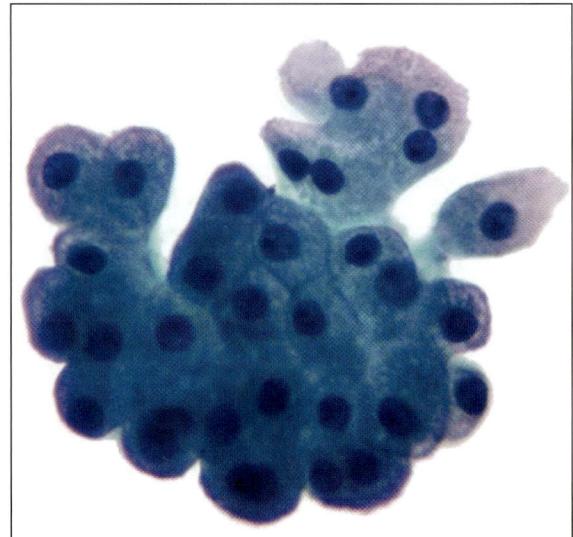

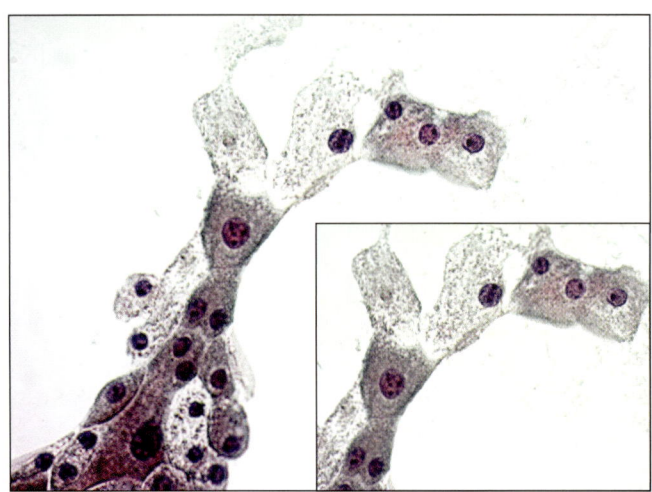

Fig. 5-3. Células apócrinas. Citoplasma amplo, com textura granular (oxifílica), poligonais com núcleos geralmente excêntricos e nucléolos destacados (Papanicolaou).

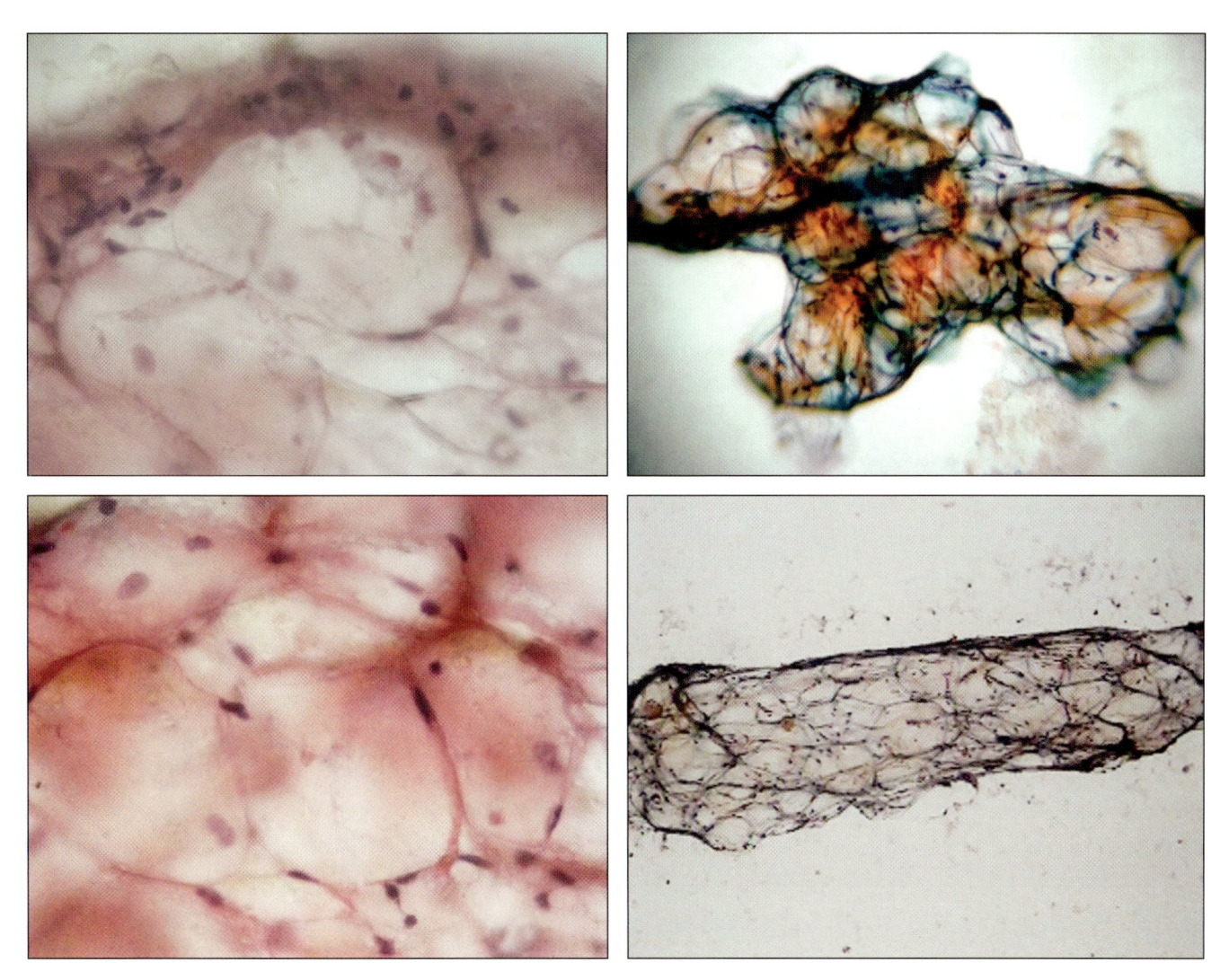

Fig. 5-4. Adipócitos ou lipócitos. Células grandes com aparente citoplasma vazio (continha gordura e foi dissolvida pelo álcool no processamento). Núcleo pequeno e posicionado perifericamente, próximo à membrana citoplasmática. Geralmente, aparecem agrupados (Papanicolaou).

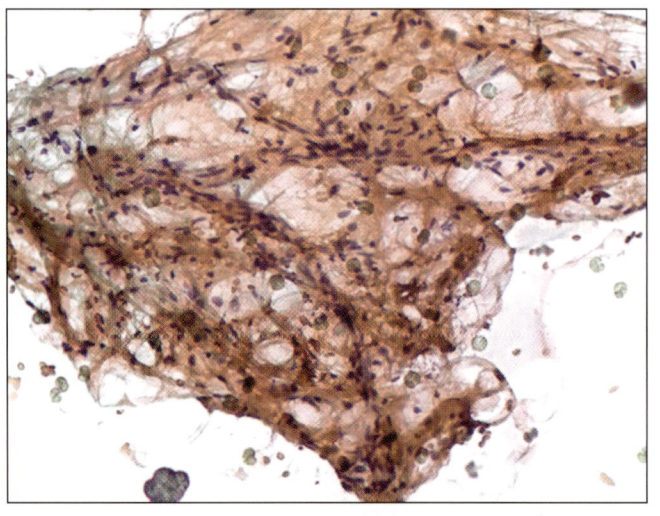

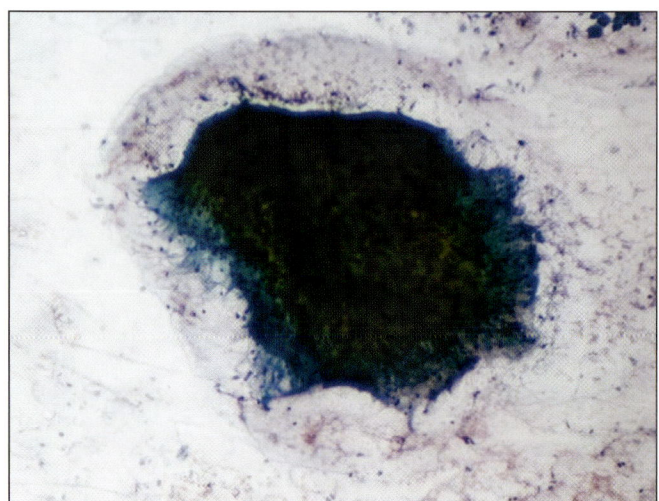

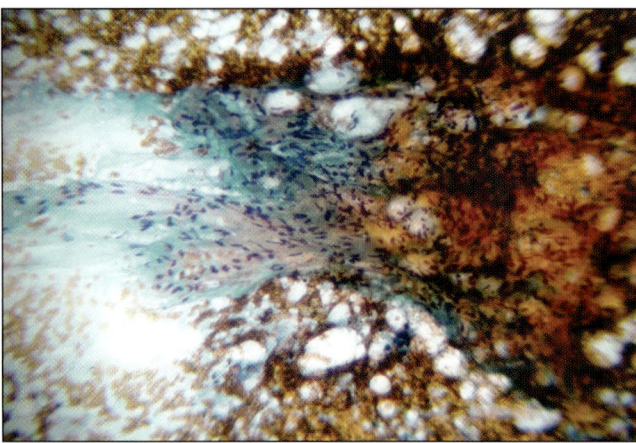

Fig. 5-5. Estroma. Material dismórfico semelhante a uma "sacola plástica" com células em seu interior, fibroblastos em maior número (Papanicolaou).

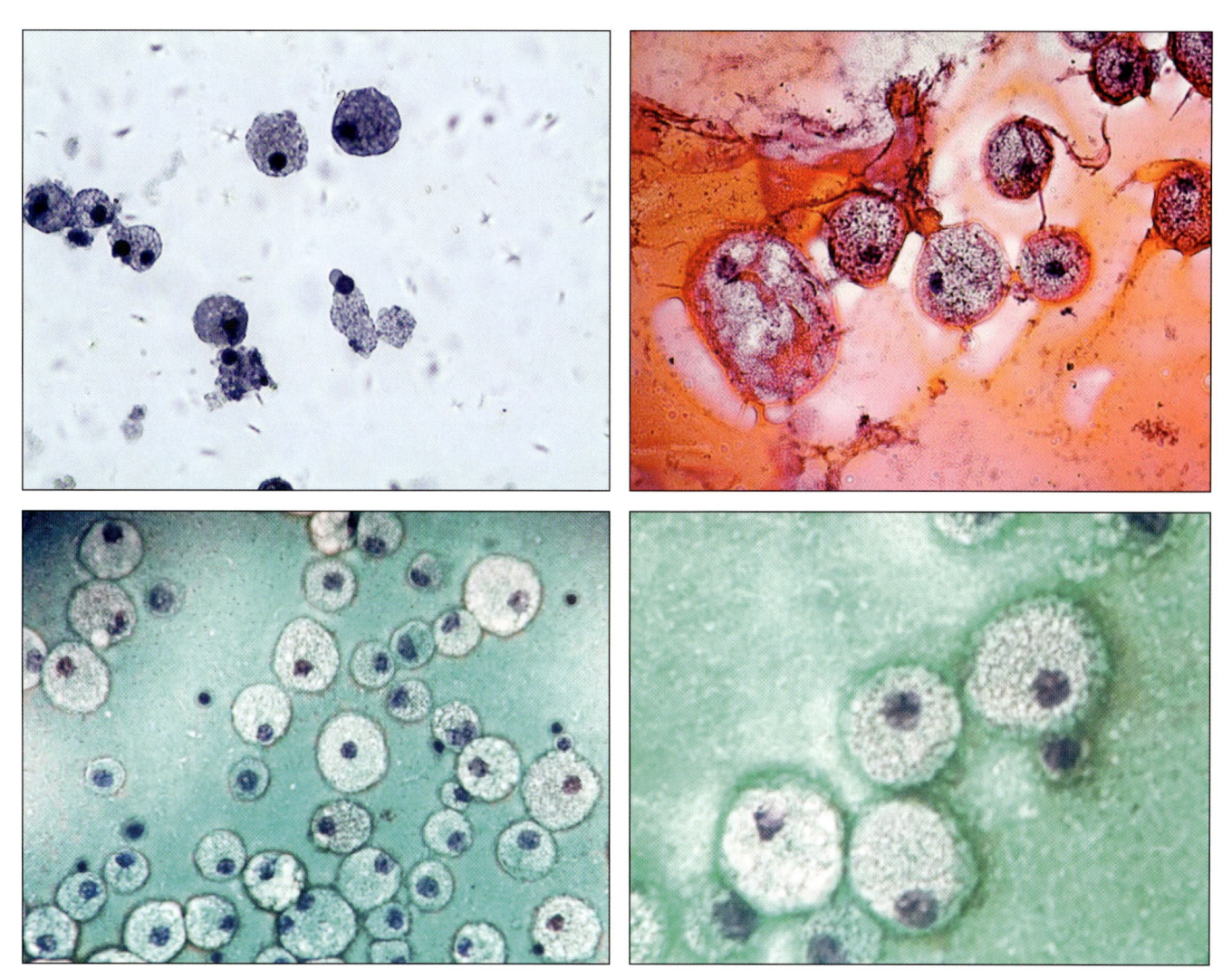

Fig. 5-6. Macrófagos. Tamanhos variados, redondos ou ovais, citoplasma espumoso, núcleo excêntrico e redondo. Dependendo da coloração e fixação, os nucléolos são bem visíveis (Papanicolaou).

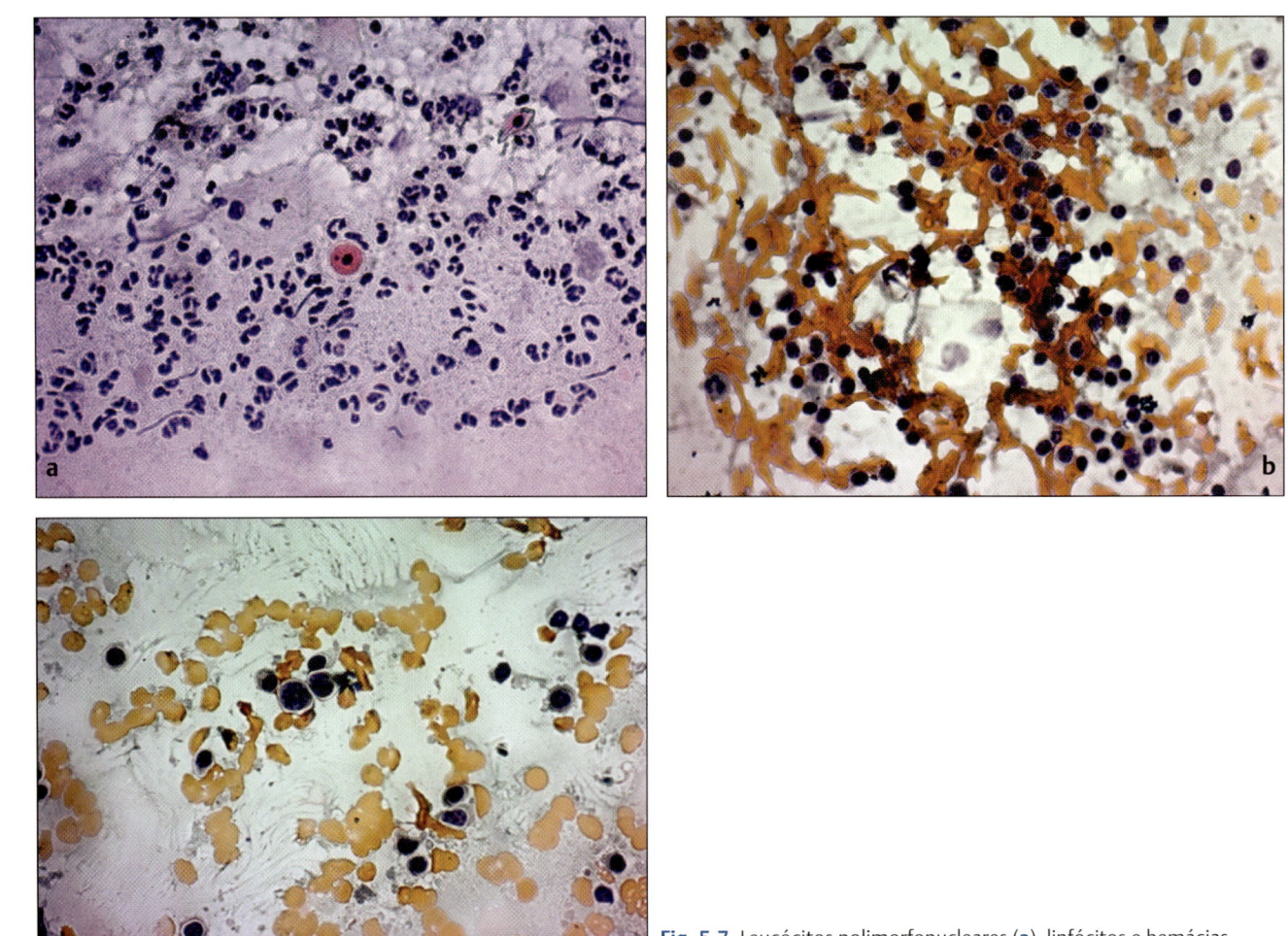

Fig. 5-7. Leucócitos polimorfonucleares (**a**), linfócitos e hemácias (**b**, **c**). (Panóptico e Papanicolaou).

CLASSIFICAÇÃO E LOCALIZAÇÃO DAS PRINCIPAIS PATOLOGIAS MAMÁRIAS (QUADRO 5-2 E FIGS. 5-8 E 5-9)

Quadro 5-2. Localização das Principais Patologias Mamárias

Estrutura mamária	Lesões mamárias
Mamilo – ductos lactíferos (coletores)	Adenoma do mamilo
	Abscesso subareolar recorrente
	Doença de Paget
Seio lactífero – ductos segmentares	Ectasia ductal
	Papiloma
Ductos subsegmentares (extralobulares)	Hiperplasia epitelial
	Carcinoma
Unidade terminal ductolobular (UTDL)	Alterações fibrocísticas/Cisto
	Fibroadenoma
	Hiperplasia epitelial
	Carcinoma
Estroma	Fibrose estromal
	Necrose da gordura
	Lipoma
Estroma lobular	Fibroadenoma
	Tumor *Phyllodes*

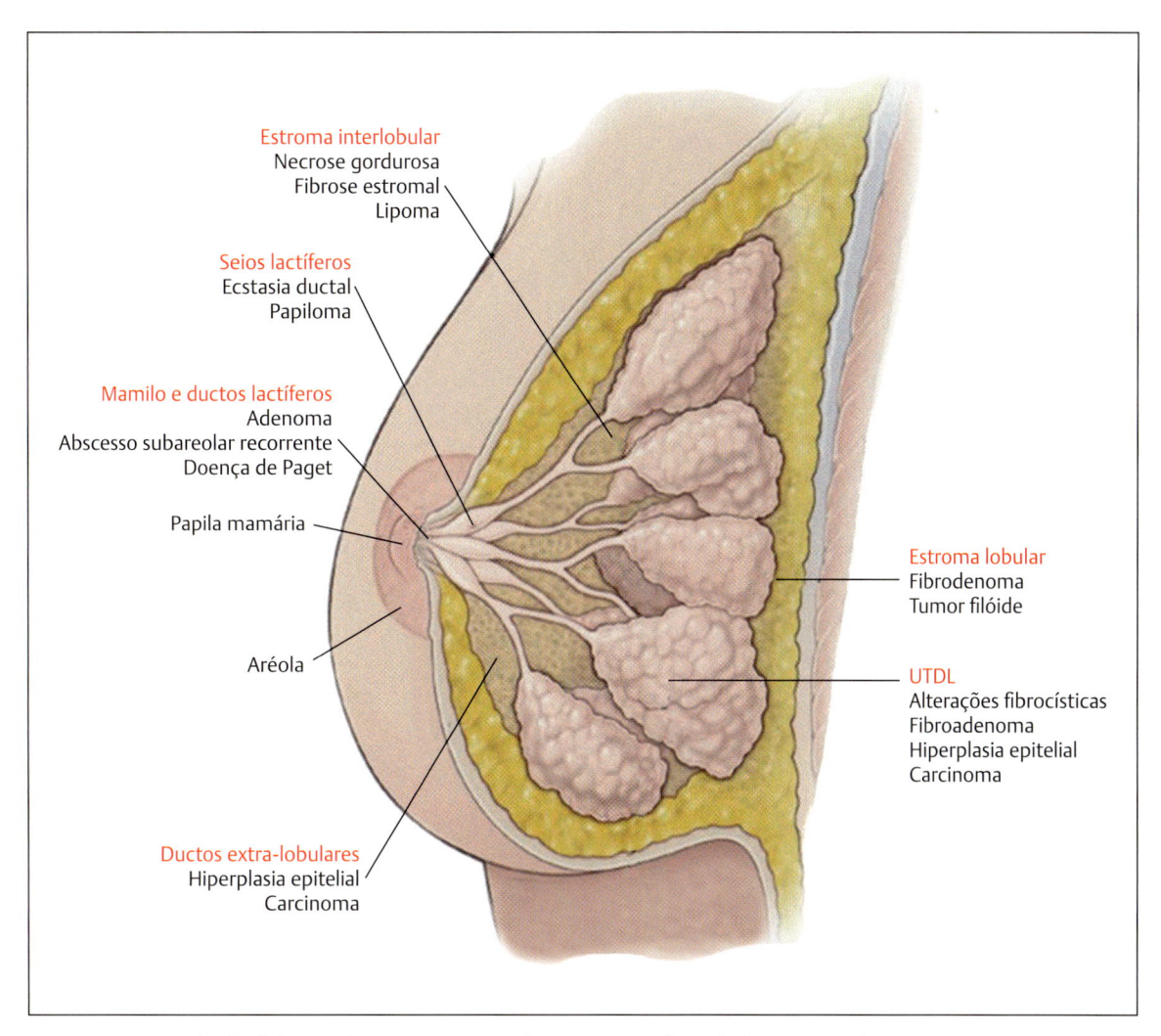

Fig. 5-8. Esquema da glândula mamária e suas principais lesões. *Fonte:* Adaptada de Ross e Pawlina, 2016.

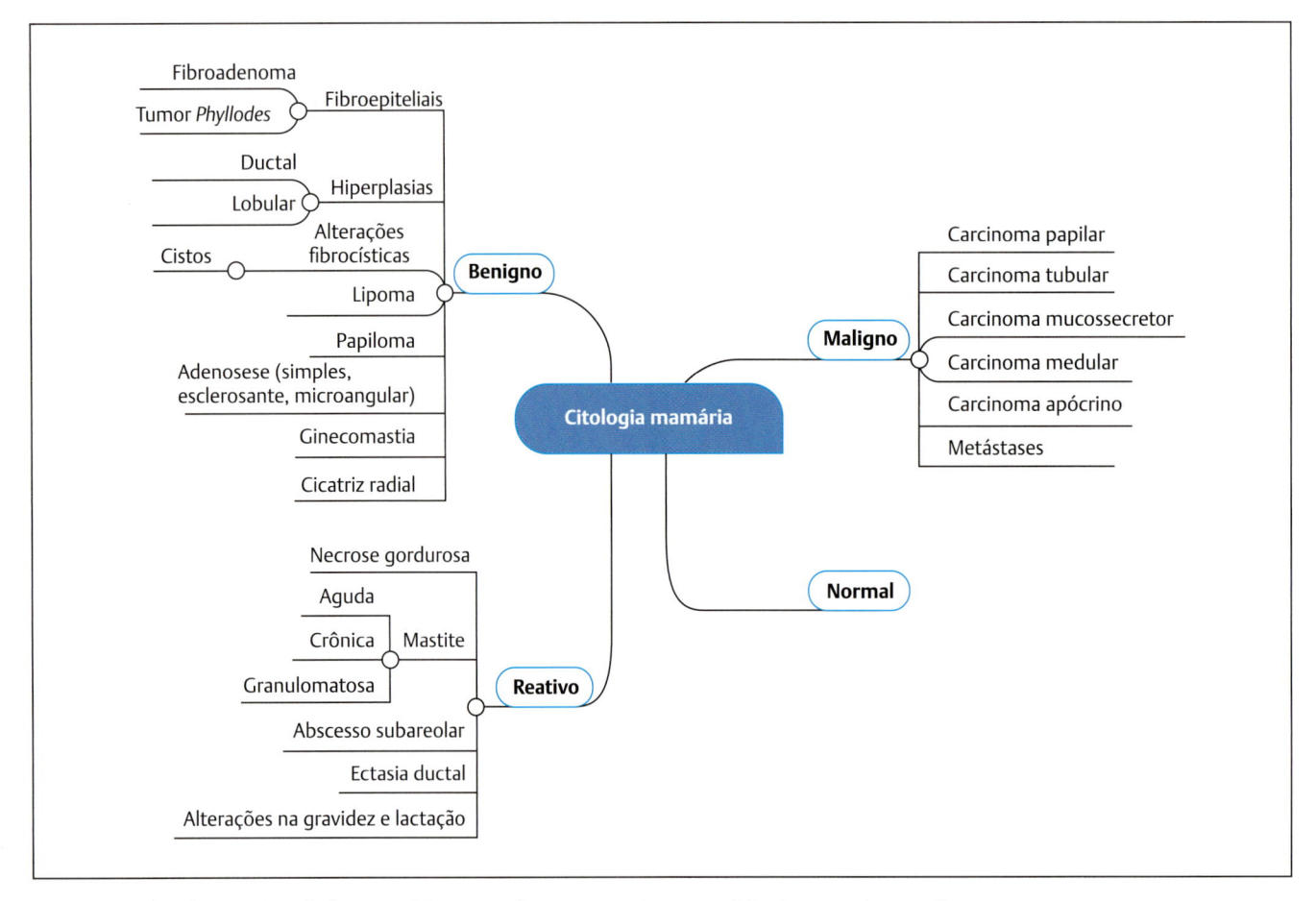

Fig. 5-9. Sumário das principais lesões mamárias agrupadas nas categorias: normal, benigno, reativo e maligno.

CONSIDERAÇÕES

Não há uma linha evolutiva bem-definida na progressão das lesões mamárias conforme as observadas nas lesões cervicais, por exemplo: ASC-US, LSIL, HSIL e invasão, mas estudos indicam, em alguns casos, existir risco aumentado de evoluir à invasão, por exemplo as hiperplasias, inclusive risco aumentado de evolução a malignidade nas hiperplasias atípicas quando comparadas com as sem atipia. Acredita-se também que inflamações podem evoluir ou facilitar o desenvolvimento de neoplasias, bem com algumas lesões benignas, tal como o tumor *Phyllodes* (Fig. 5-10).

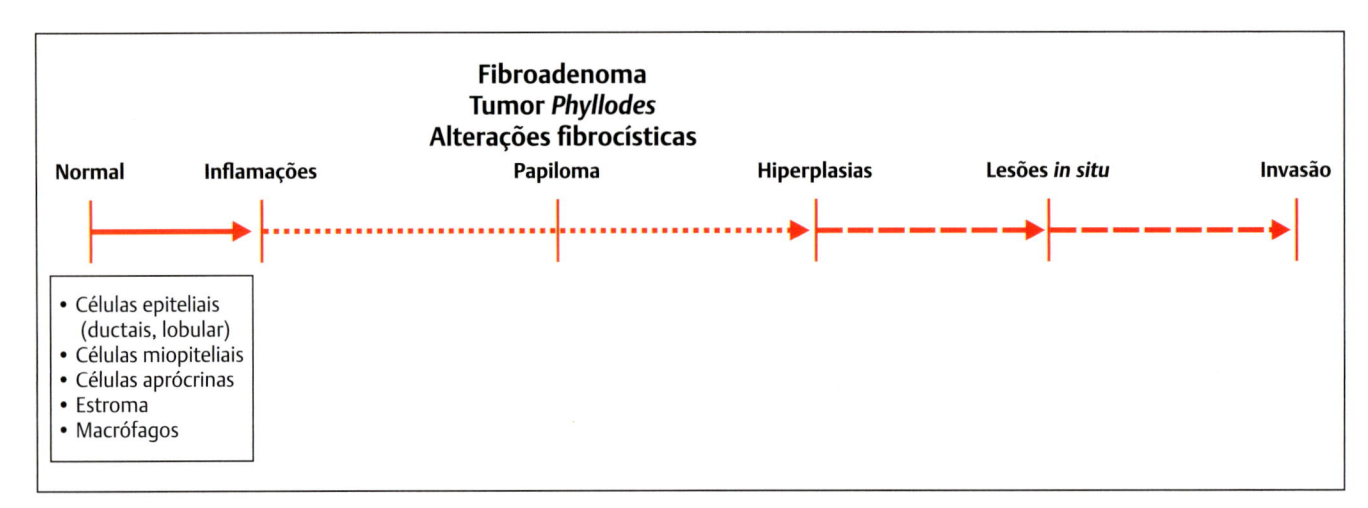

Fig. 5-10. Esquema demonstrando o agrupamento e evolução das alterações e lesões mamárias; resumindo: poderá ser encontrado nas amostras "normais".

6 Alterações Mamárias Reativas

A mastite é uma inflamação na mama decorrente de lactação, infecção ou trauma. Na avaliação das mastites, é possível, inclusive, considerar a análise microbiológica, a qual poderá fornecer informações sobre sua etiologia, por exemplo, bactérias, tuberculose, vírus e fungos.

As mastites devem ser devidamente qualificadas porque mimetizam lesões neoplásicas para citologistas menos experientes. É comprovada uma alteração que leva a falso-positivos.

MASTITE AGUDA

Frequentemente, ocorre no período pós-parto e lactantes. As amostras oriundas de processos inflamatórios frequentemente são compostas por vários a numerosos polimorfonucleares, macrófagos e *debris* celular. As alterações celulares do epitélio podem aparecer em casos de inflamação aguda, bem como reparo marcado por aumento do volume nuclear, nucléolo proeminente sem perda de polaridade (Quadro 6-1 e Figs. 6-1 a 6-3).

MASTITE CRÔNICA GRANULOMATOSA

As amostras de granulomas colhidas por PAAF secundárias a tuberculose, infecção fúngica, filariose, processos reativos tumorais, necrose gordurosa, reação de corpo estranho, entre outros, o esfregaço tem como característica fundamental a presença de histiócitos gigantes multinucleados ou epitelioides, linfócitos, plasmócitos (Quadro 6-1 e Figs. 6-4 a 6-6) e frequentemente necrose.

ABSCESSO SUBAREOLAR

Descrito a primeira vez por Zuska *et al.* em 1951, é um processo específico que ocorre na região subareolar da mama, iniciado por um evento inflamatório leve que gerará abscesso, podendo haver a necessidade de drenagem, seguido de recorrência. Esta alteração provavelmente decorre de metaplasia escamosa do epitélio do ducto lactífero; do lúmen que se enche com detritos queratinosos e depois se rompe. A reação de células inflamatórias em torno ocorre, incluindo uma reação de corpo estranho ao tipo queratinoso de detritos.

Os esfregaços citológicos são compostos por componentes da inflamação, como abundantes neutrófilos, histiócitos gigantes multinucleados, macrófagos e ainda é possível encontrar escamas anucleadas, cristais de colesterol, paraqueratose e células metaplásicas de células escamosas (Fig. 6-7).

Atenção com a atipia epitelial secundária a infecção, a qual poderá dificultar o diagnóstico. Verificar que a presença de ceratinização ou de células escamosas associadas à inflamação aguda pode ajuda na distinção de um processo neoplásico.

É possível verificar abscesso em homens com as mesmas características e mais importante ainda é sua capacidade de mimetizar lesões malignas (Quadro 6-1).

ECTASIA DUCTAL

Nesta alteração, estão envolvidos os grandes ductos subareolares em mulheres na peri e pós-menopausa, mas pode ocorrer em mulheres mais jovens, bem como crianças e homens. Ao exame mamográfico pode revelar calcificações. Produz descarga papilar serosa, sanguinolenta ou amarelada, associada a massa palpável, eventualmente com dor, por isso além da PAAF é possível a coleta de descarga papilar. Há ruptura de ductos provocando inflamação estromal periductal, com infiltrado inflamatório. Se diferencia das alterações fibrocísticas porque afetam ductos subareolares da região central, enquanto os cistos surgem nos lóbulos, a partir da dilatação dos ácinos e sem características inflamatórias ou acúmulo de secreção.

Histologicamente, os ductos se encontram repletos de material amorfo, composto por lipídios e *debris* celulares. Com a evolução da doença existe uma migração das células espumosas (histiócitos) para o interior dos ductos, tomando o lugar das células inflamatórias (Fig. 6-8).

Na citologia, além das características inflamatórias gerais é possível verificar a presença de linfócitos, plasmócitos e raras células ductais com variáveis graus de reatividade, mais bem visualizados na coloração Romanowsky ou Panóptica fixadas a seco do que em álcool e coradas por Papanicolaou em virtude do tamanho celular (Quadro 6-1).

É importante ficar atento na retração mamilar, resultante da fibrose periductal encontrada em alguns casos de ectasia ductal diferenciando do carcinoma. A presença de células plasmáticas pode simular um carcinoma lobular invasor.

Quadro 6-1. Reconhecimento Citomorfológico e a Classificação das Alterações Inflamatórias e alguns Problemas de Interpretação

	Mastite aguda	Mastite crônica granulomatosa	Abscesso subareolar crônico	Ectasia ductal
Celularidade	Alta ou moderada	Moderada	Alta	Escassa
Exsudato inflamatório	Numerosos neutrófilos, vários linfócitos (fase subaguda) e plasmócitos	Numerosos neutrófilos, linfócitos e plasmócitos *Debris* celular	Numerosos neutrófilos, alguns linfócitos, raros plasmócitos	Vários linfócitos e plasmócitos
Macrófagos e ou histiócitos	Vários histiócitos e macrófagos gigantes (multinucleados)	Vários macrófagos multinucleados e epitelioides isolados ou agrupados	Raros histiócitos e macrófagos gigantes (multinucleados)	Vários
Células	Epiteliais isoladas ou agrupadas com aumento nuclear e nucléolos evidentes Células apócrinas	Ductais	Escamosas anucleadas, queratinização, paraqueratose	Ocasionais células ductais
Alterações reativas	Presente (ductais)	Presente (ductais)	Presente (ductais)	Presente (ductais)
Alterações reparativas	Presente	Ausente	Presente	Ausente
Observações		Hemorrágico e vasos sanguíneos	Cristais de colesterol	Hemácias e fundo proteico, abundante *debris* necrótico
Dificuldades de diferenciação com	Carcinoma ductal Necrose gordurosa	Ectasia ductal Carcinoma ductal de baixo grau	Ectasia ductal Carcinoma ductal Falso-positivos	Mastites e abscesso subareolar

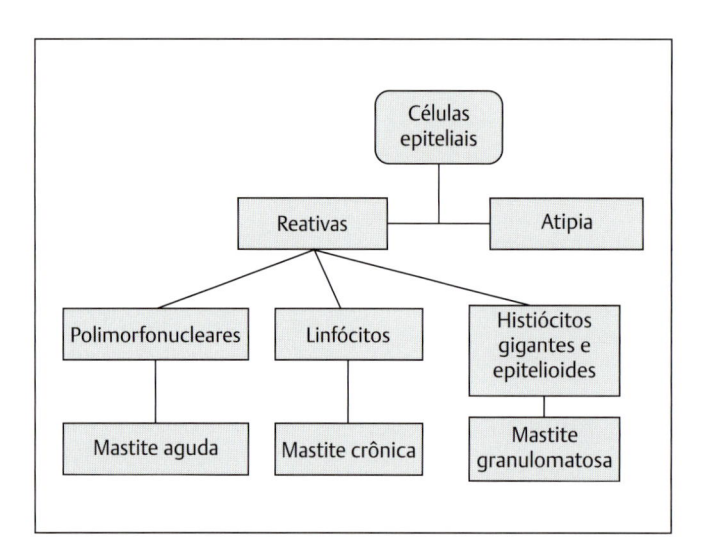

Fig. 6-1. Caracterização citológica dominante das inflamações mamárias.

ALTERAÇÕES MAMÁRIAS REATIVAS

```
                              Fibroadenoma
                              Tumor Phyllodes
                           Alterações fibrocísticas
   Normal       Inflamações       Papiloma       Hiperplasias     Lesões in situ     Invasão
```

- Células epiteliais
  (ductais, lobular)
- Células miopiteliais
- Células aprócrinas
- Estroma
- Macrófagos

- Células epiteliais
  (ductais, lobular)
- Células miopiteliais (-/+)
- Células aprócrinas (+)
- Estroma
- Macrófagos
- Histiócitos pequenos
- Histiócitos gigantes
- Polimorfonucleares
- Linfócitos
- *Debris* necrótico
- Gordura

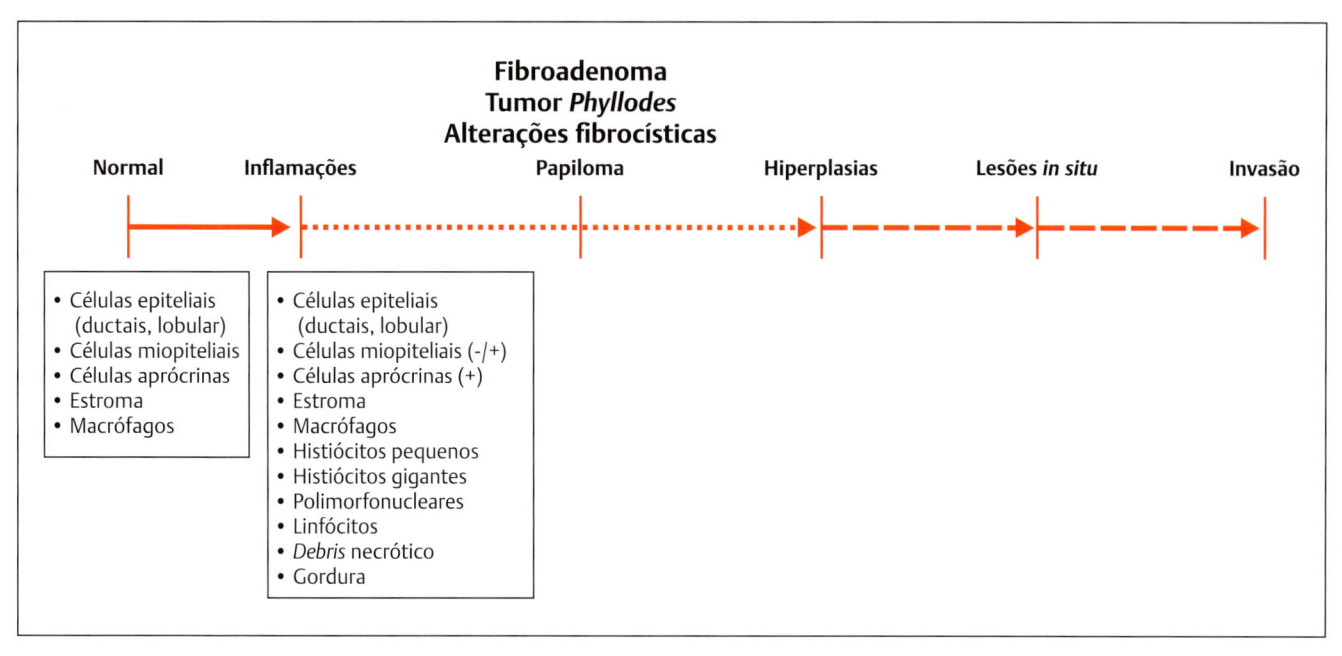

Fig. 6-2. Resumo da evolução das lesões mamárias e seus componentes celulares.

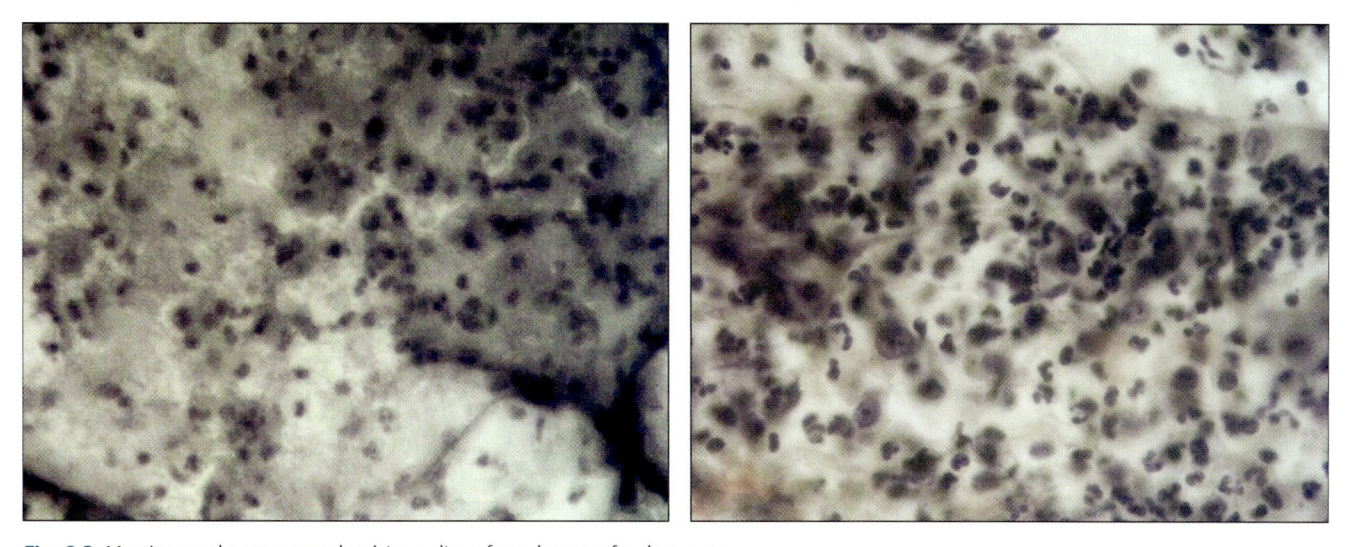

Fig. 6-3. Mastite aguda composta de vários polimorfonucleares e fundo seroso.

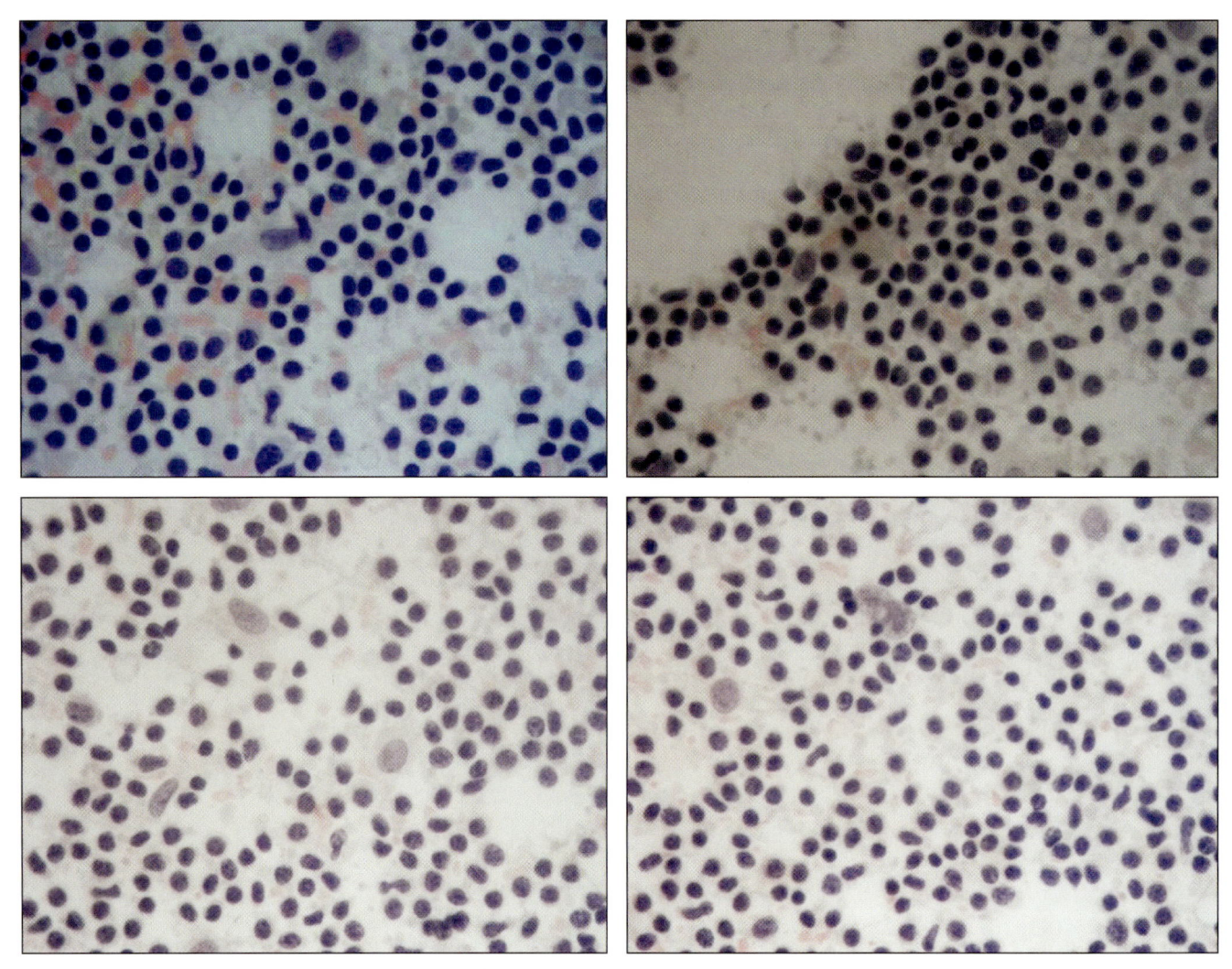

Fig. 6-4. Mastite crônica. Vários linfócitos e plasmócitos.

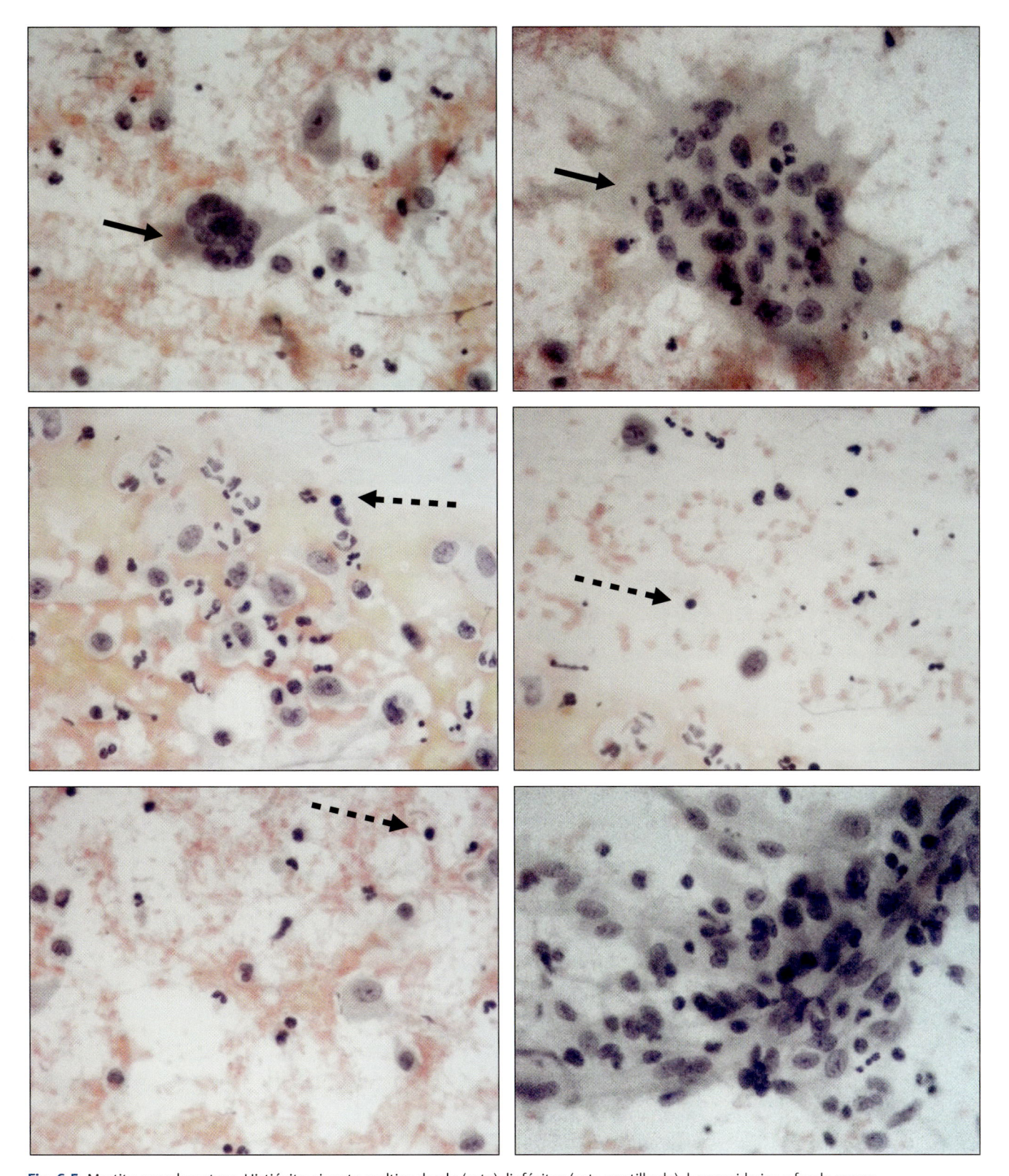

Fig. 6-5. Mastite granulomatosa. Histiócito gigante multinucleado (seta), linfócitos (seta pontilhada), hemossiderina e fundo seroso.

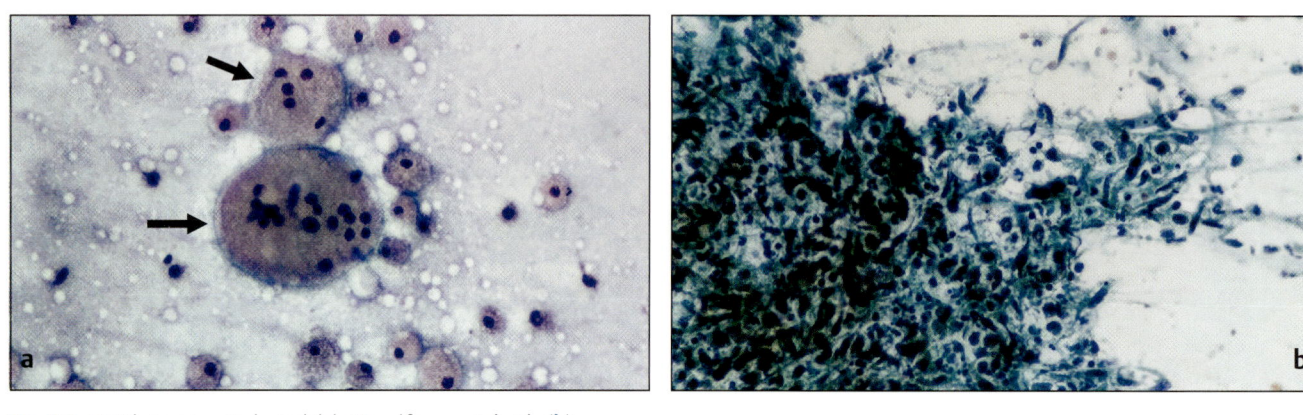

Fig. 6-6. Histiócito gigante (setas) (**a**). Macrófago epitelioide (**b**).

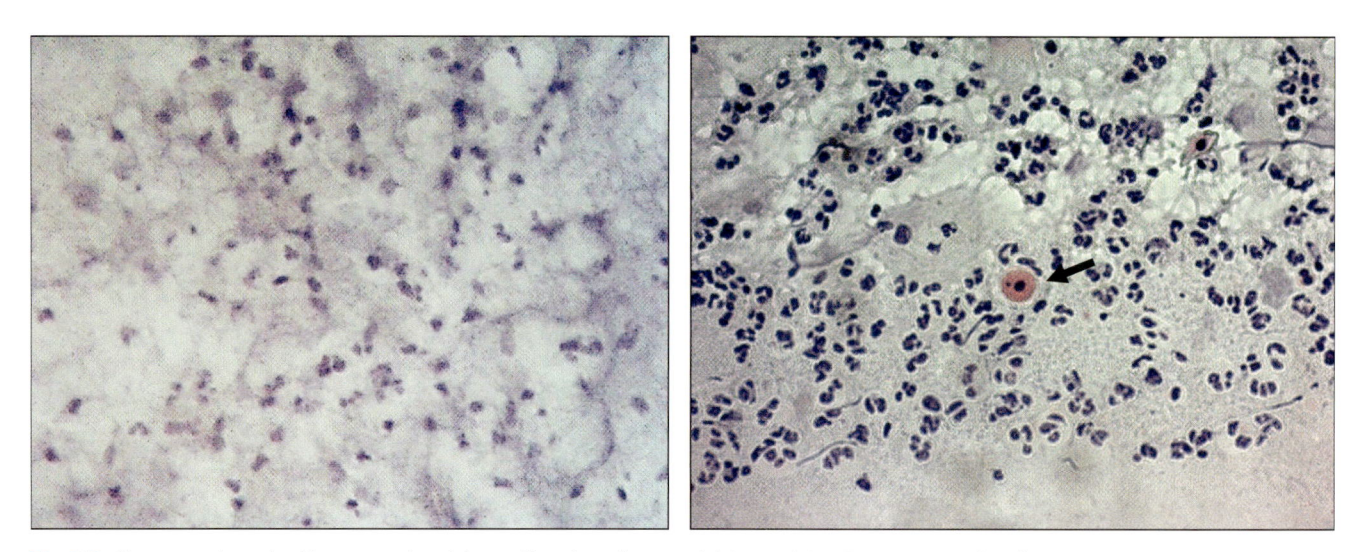

Fig. 6-7. Abscesso subareolar. Numerosos leucócitos polimorfonucleares e *debris* necrótico. Paraqueratose (seta).

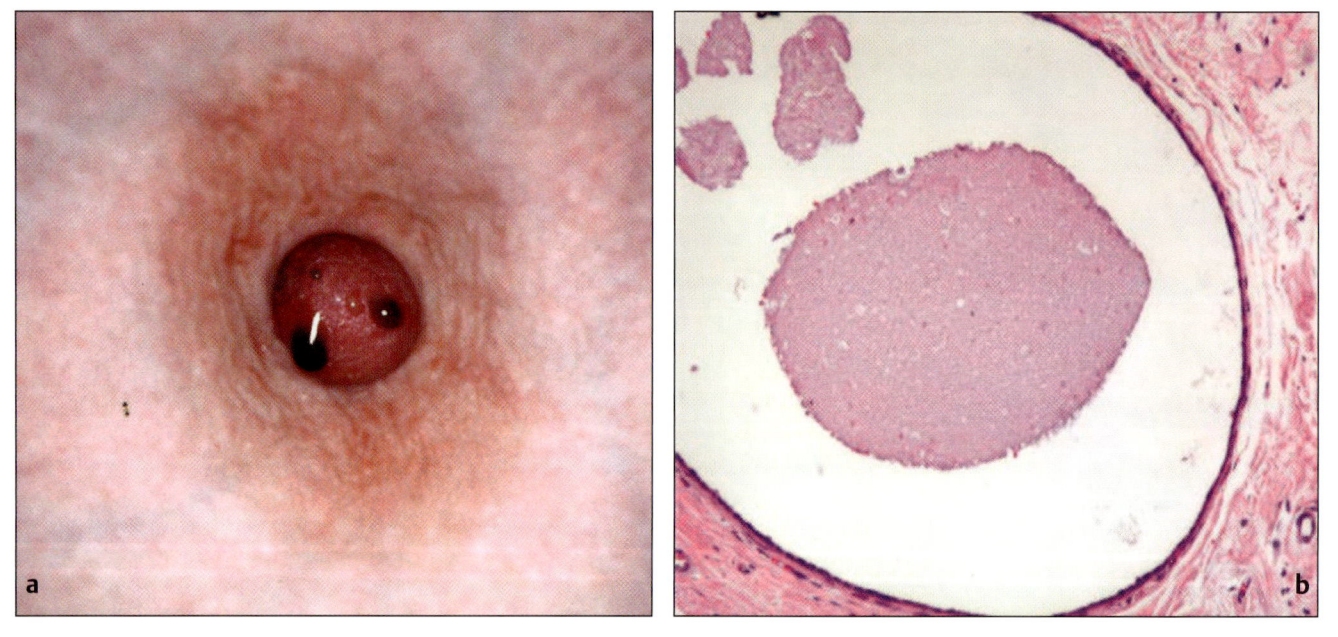

Fig. 6-8. Descarga mamilar multiductal, com secreção volumosa (**a**). Preparação histológica (HE) demonstrando epitélio ductal com material amorfo na luz (HE 100×) em ectasia ductal (**b**). Fonte: Adaptada de Rahal RMS, et al.. 2012;22(2):57-65.

7 Lesões Mamárias Não Inflamatórias

ALTERAÇÕES FIBROCÍSTICAS

Alteração benigna mais comum na rotina da citologia mamária que compõem um espectro de lesões da alteração fisiológica a alterações proliferativas aproximando-se do carcinoma in situ.

São produtoras de massas palpáveis, densidades mamográficas ou calcificações ou descarga mamilar mais frequentes em mulheres acima de 30 anos. As lesões costumam mudar com o ciclo menstrual e, geralmente, são mais macias e dolorosas do que as lesões malignas. São bem definidas, de diferentes tamanhos, multifocais e podem envolver ambas as mamas. São representadas por:

- Cistos (causa mais comum de massa palpável).
- Metaplasia apócrina.
- Fibrose estromal.
- Vários graus de hiperplasia ductal.
- Adenose que representa o aumento nos números de ácinos por lóbulos, condição que na adenose fisiológica, ou seja, na gravidez acontece por toda a mama.

A PAAF dirigida pela ultrassonografia é o método de escolha para a análise de cistos, principalmente quando há risco de carcinoma intracístico, patologia rara que representa menos de 0,5% dos cânceres da mama.

A histologia dessas alterações é composta de dilação de ductos (cistos), metaplasia apócrina, fibrose estromal, inflamação crônica e hiperplasia ductal. Nas punções, a celularidade pode estar comprometida em virtude da natureza fibrótica da maioria das lesões. As células epiteliais geralmente estão dispostas em grupo semelhante a "favo-de-mel" com núcleos ovais, cromatina granular dispersa e discretos ou pequenos nucléolos, células apócrinas em pequenos agrupamentos ou ocasionalmente isoladas, abundante citoplasma granular, núcleo hipercromático e nucléolo proeminente. Macrófagos e fragmentos estromais também podem estar presentes. A presença de núcleos nus (bipolares) mioepiteliais é um excelente indicador de benignidade (Quadro 7-1 e Fig. 7-1).

CISTOS

A faixa etária em que mais comumente os cistos aparecem é de 35 a 50 anos, coincidindo com a fase involutiva dos lóbulos mamários. Os cistos incidem em 7 a 10% da população feminina, podendo ser únicos ou múltiplos, uni ou bilaterais. Manifestam-se clinicamente como nódulos de aparecimento súbito de contornos regulares, móveis e dolorosos. A consistência pode ser amolecida ou, quando o líquido intracístico encontra-se sob tensão, a sensação palpatória é fibroelástica.

A maior parte dos cistos decorrem de processos involutivos da mama. Em alguns casos, entretanto, a parede do cisto pode sofrer metaplasia apócrina, com produção ativa de fluido, o que causa recidivas frequentes.

Durante a lactação, os cistos podem ser formados por conteúdo lácteo, sendo denominados "galactoceles", ou ainda apresentar conteúdo purulento nos casos de abscessos organizados.

O fluido cístico se compõe por substâncias inorgânicas, proteínas, hormônios (baixo nível de sulfato de deidroepiandrosterona) e IgA. Geralmente, podem apresentar cor amarelo-citrina, esverdeada ou levemente marrom, com aspecto ultrassonográfico típico e sem outras alterações clínicas e/ou mamográficas associadas a citologias negativas (cistos apócrinos ou atenuados). O que se espera encontrar na citologia de punção de cistos simples são macrófagos, raras células epiteliais, metaplasia apócrina com ocasionais inclusões eosinofílicas intracitoplasmáticas semelhantes às observadas em amostras de urinas (Figs. 7-2 a 7-4). Essa escassez celular não pode ser considerada como amostra insatisfatória, por isso é válido verificar se há exames de imagem e/ou hipótese clínica para complementar a análise.

Deve-se redobrar a atenção quando na presença de punções de cistos complexos, ou seja, com septos em seu interior ou com massa intracística que devem ser puncionados.

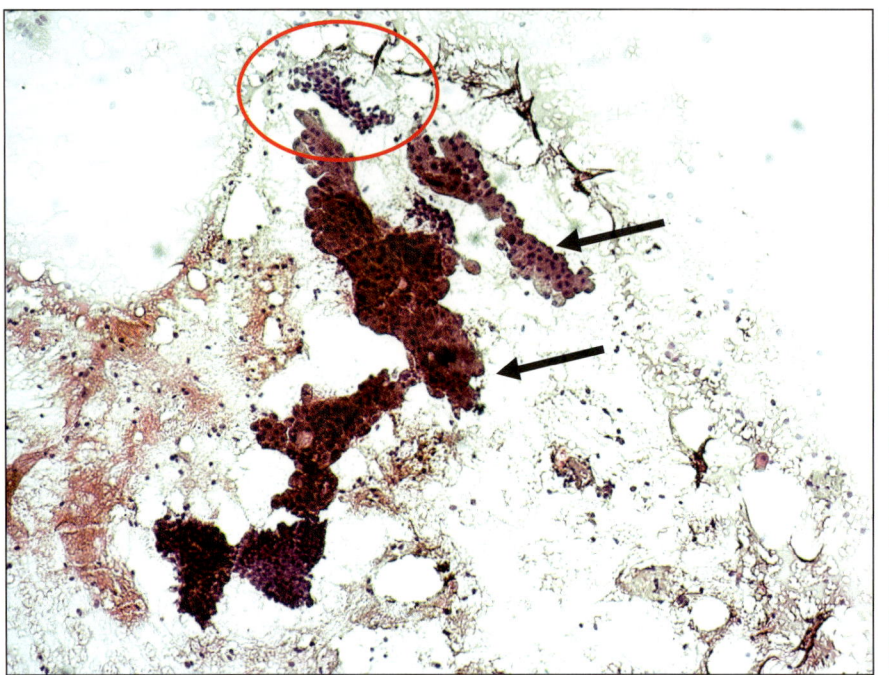

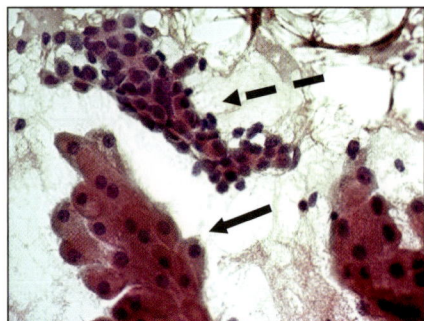

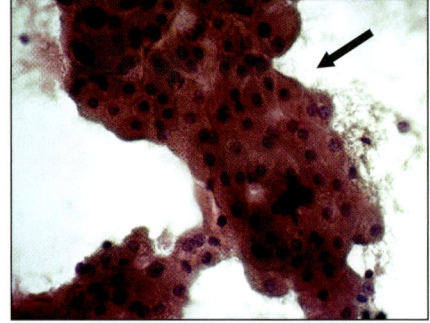

Fig. 7-1. Alterações fibrocísticas com duas populações celulares. Agrupamento de células em metaplasia apócrina (seta) e epiteliais (seta pontilhada e círculo vermelho). Material proteináceo ao fundo.

Quadro 7-1. Diferenciação Citomorfológica das Alterações Fibrocísticas, Gravidez e Alterações Lactacionais e Necrose Gordurosa

	Alterações fibrocísticas	Gravidez e alterações lactacionais	Necrose gordurosa
Celularidade	Baixa a moderada	Moderada a alta (PAAF)	Baixa
Células	Ocasionais células epiteliais e mioepiteliais Discreta anisonucleose de células epiteliais com discreta sobreposição Cromatina fina e nucléolos eventuais Eventuais escamas anucleadas Folhetos de células granulares apócrinas	Células epiteliais com aumento nuclear, núcleos desnudos, nucléolo proeminente, citoplasma vacuolizado, frágil e delgado Várias células mioepiteliais dispostas isoladamente sobre o folheto	Células gordurosas em degeneração vacuolizadas
Coesividade	Preservada	Ausente	Ausente
Fragmentos celulares	Presentes, coesos (favo-de-mel), células ductais e metaplasia apócrina	Incomum	Incomum
Células inflamatórias, histiócitos e macrófagos	Número variável de neutrófilos, histiócitos multinucleados, macrófagos e siderófagos	Neutrófilos e linfócitos. Raros macrófagos	Histiócitos gigantes multinucleados Macrófagos fagocitando gordura (lipófagos) Siderófagos Ocasionais neutrófilos e linfócitos
Estroma	Presente e tecido adiposo	Ocasional	Fragmento de tecido fibroso
Fundo do esfregaço e outros constituintes	Microcalcificações *Debris* necrótico	Proteináceo e espumante, frequentemente hemorrágico obscurecendo os detalhes celulares	Sujo: restos amorfos (gordura degenerada), material granular
Dificuldades de diferenciação com	Hiperplasia ductal atípica Fibroadenoma Carcinoma ductal de baixo grau	Adenoma lactante, galactocele, fibroadenoma, adenoma tubular, Hiperplasia ductal e lobular atípica	Mimetiza carcinoma (ductal), doenças granulomatosas como tuberculose em virtude da presença de histiócitos gigantes multinucleados

LESÕES MAMÁRIAS NÃO INFLAMATÓRIAS

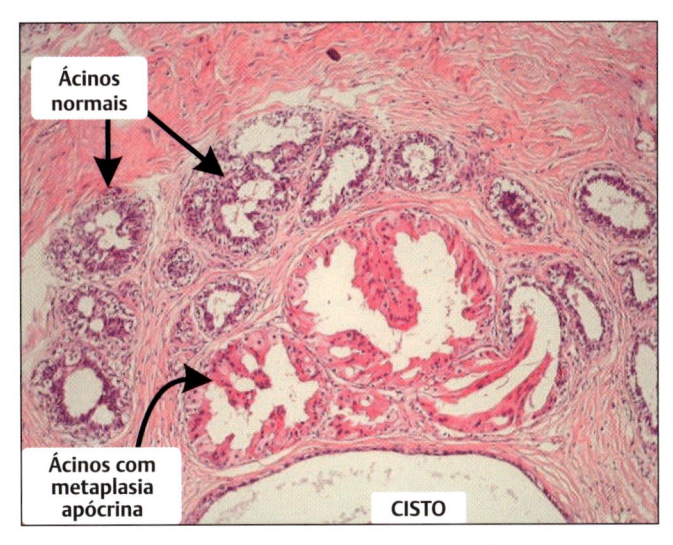

Fig. 7-2. Preparação histológica em H&E. Formação de cisto e metaplasia apócrina em seu interior. *Fonte:* http://anatpat.unicamp.br/lamgin22.html.

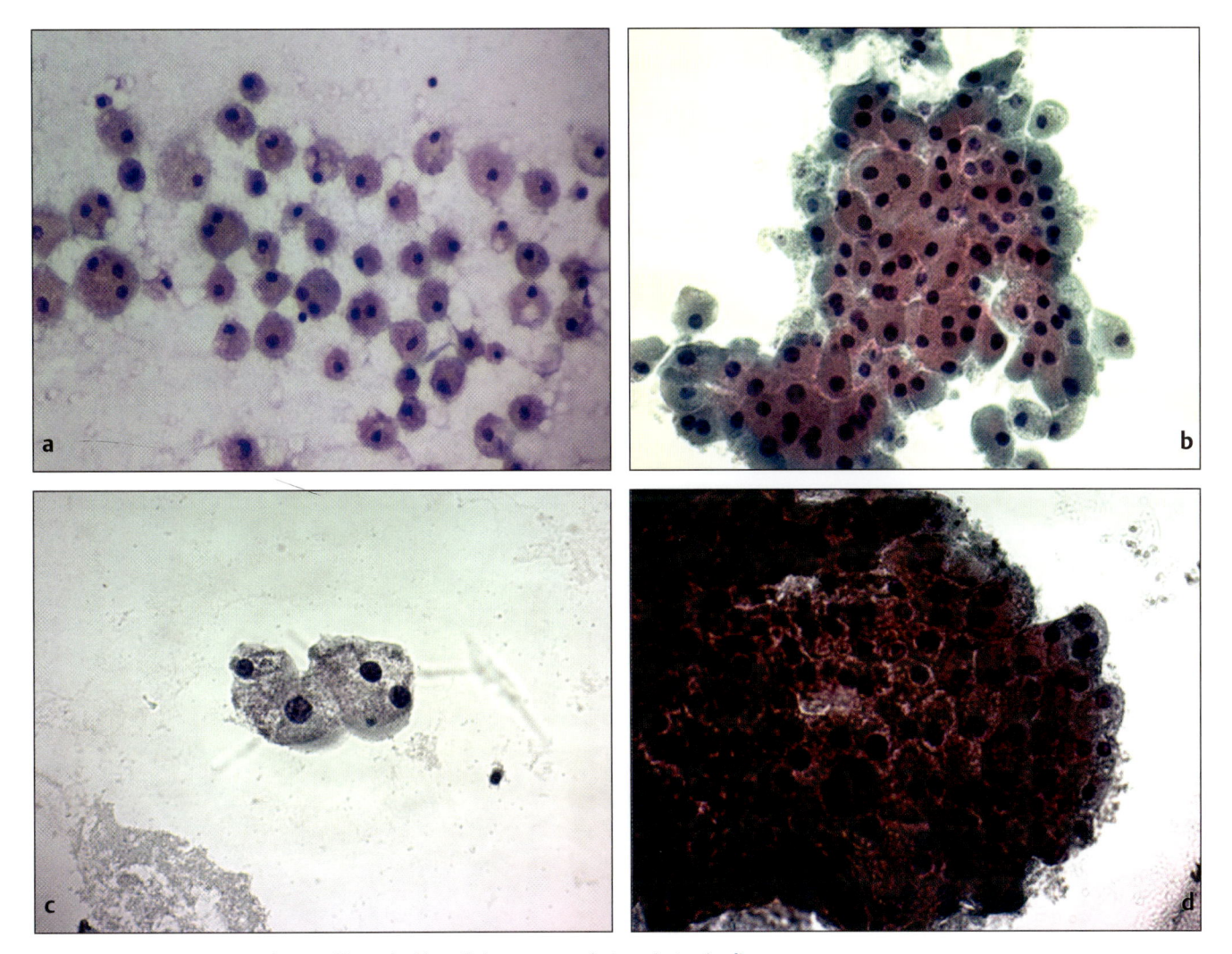

Fig. 7-3. Cisto com presença de macrófagos (**a**, **b**) e células em metaplasia apócrina (**c**, **d**).

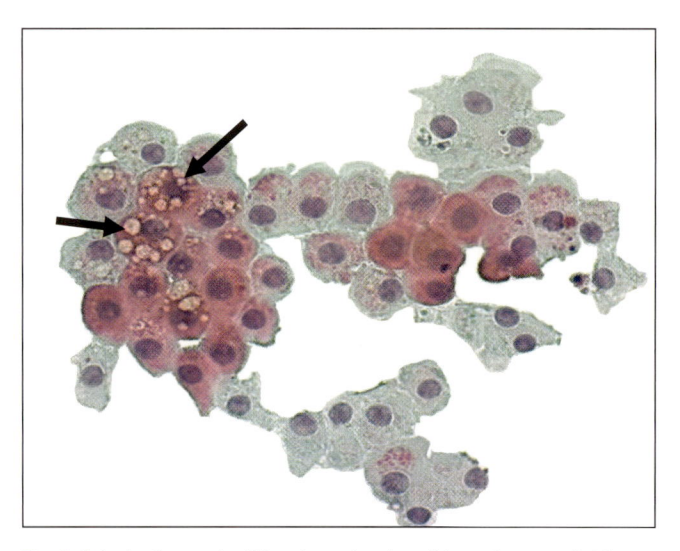

Fig. 7-4. Inclusões eosinofílicas intracitoplasmáticas vistas em fluidos benignos (setas).

NECROSE GORDUROSA

Esteatonecrose ou necrose gordurosa geralmente ocorre após trauma, reação a corpo estranho, resposta a radioterapia e é uma das causas relevantes dos diagnósticos falso-positivos. Como toda citologia, devem-se valorizar as informações clínicas enfatizando informações como traumas.

Nos esfregaços de punção de baixa celularidade, *debris* necrótico, esfregaço sujo, fragmentos de tecido adiposo, células inflamatórias (neutrófilos, plasmócitos, linfócitos, macrófagos multinucleados e macrófagos com fagocitose de gorduras [lipófagos]), hemossiderina e eventuais fibroblastos (Quadro 7-1 e Fig. 7-5).

É importante saber que a necrose e o câncer podem aparecer juntos e para isso deve-se procurar por células epiteliais atípicas ou recomendar biópsia.

LIPOMA

A presença de tecido adiposo é frequente nas amostras de punções em condições normais. A presença de gordura nos esfregaços representa amostras inadequadas de massa palpável. O lipoma que contém estruturas ductais é chamado de adenolipoma, e quando possui componentes vasculares e cartilagem madura, é denominado angiolipoma e condrolipoma, respectivamente. Formam estruturas arredondadas, elásticas e móveis à apalpação. O diagnóstico de lipoma mamário só deve ser sugerido quando houver forte correlação mamográfica.

Nas amostras de punções a celularidade é rara, seja de componentes epiteliais, seja de células inflamatórias. Os adipócitos aparecem agrupados, no formato de "sacolas", nos quais o núcleo parece perifericamente como se estivesse aderido à membrana citoplasmática. Os achados citológicos são semelhantes ao tecido adiposo normal (Fig. 7-6).

ALTERAÇÕES NA GRAVIDEZ E LACTAÇÃO

As alterações na gravidez e lactação, principalmente, são indutoras de falso-positivos e por conta disso nas solicitações de exame citológico deve constar a informação que a paciente se encontra gestante ou em período lactacional.

A citologia dessa condição está provida de moderada a alta celularidade com perda de coesão celular e nucléolos proeminentes que podem mimetizar alterações neoplásicas. Entretanto, é possível visualizar lóbulos e ácinos intactos. O fundo do esfregaço geralmente é granular com fragmentos de células e gotículas lipídicas (Fig. 7-7).

Antes da liberação de um laudo nesta condição, é necessária uma investigação minuciosa, considerando a presença abundante de secreção proteica ao fundo do esfregaço, bem como os núcleos redondos, normocarióticos com a cromatina de fina a moderada e de distribuição homogênea. O uso da citologia nesta fase é importante porque contribui na redução de cirurgias desnecessárias, mas também deve ser apoiado com exames de imagem.

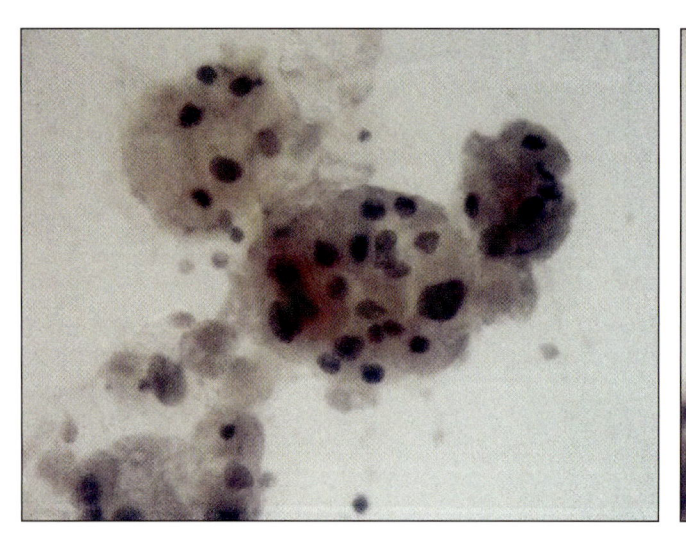

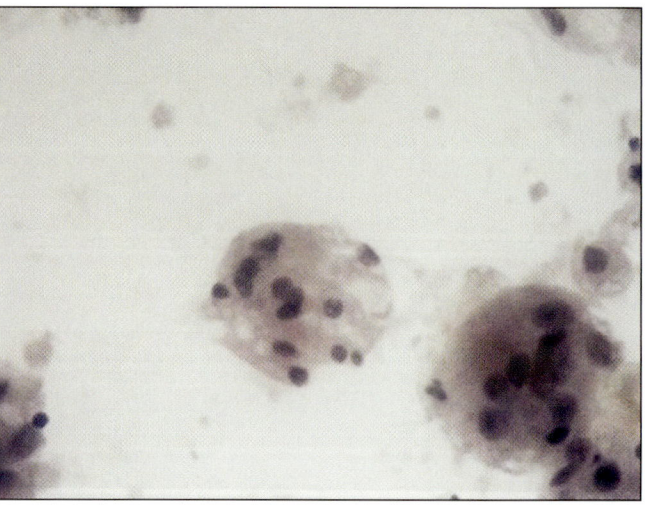

Fig. 7-5. Necrose gordurosa. Lipófagos.

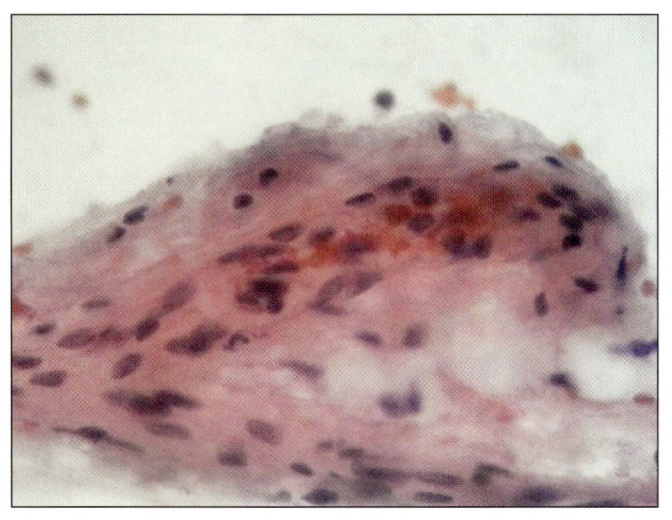

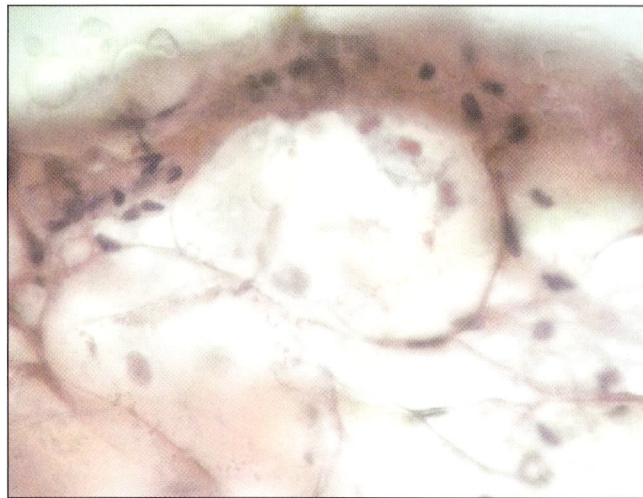

Fig. 7-6. Aspirado de nódulo gorduroso, lipoma.

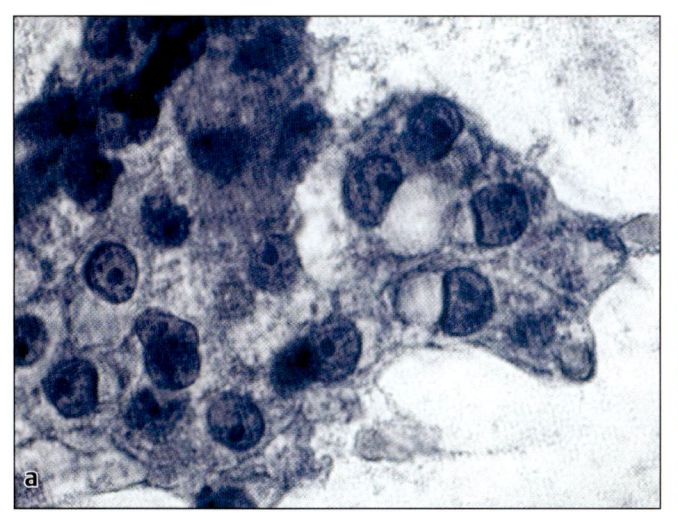

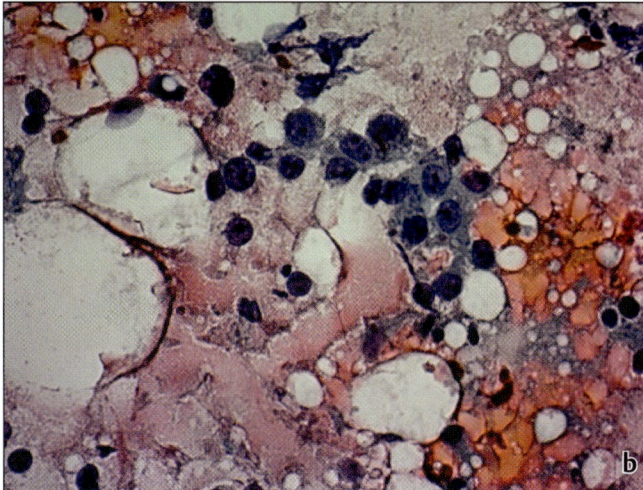

Fig. 7-7. Alterações associadas a gravidez (**a**) e lactação (**b**). Ambas com citoplasma granular, vacuolado e bordas indistintas. Núcleos uniformes, membrana lisa, nucléolos proeminentes. *Fonte* (**A**): Adaptada de Shahla M, 1995.

8 Alterações Mamárias Benignas Fibroepiteliais e Papilares

FIBROADENOMA

Pertencente ao grupo de lesões fibroepiteliais, juntamente com o tumor filoide (*Phyllodes*), harmatoma e hiperplasia estromal pseudoanginomatosa (PASH). É o tumor mais frequente em adolescentes e mulheres jovens na idade entre 20 a 35 anos, e o risco pode aumentar na gravidez e lactação, sendo raro na puberdade e no período pós-menopausal. Entretanto, pode ocorrer desde a menarca até a senilidade. É assintomático em 25% dos casos e com múltiplas lesões 13 a 20% dos casos. É um tumor móvel, bem delimitado, não fixo ao tecido adjacente, lobulado, de crescimento lento, com maior ocorrência no quadrante superolateral. Pode provocar dor durante a gravidez e lactação, condições que podem estimular seu crescimento rápido e produzir dor por infarto.

É possível encontrar calcificação distrófica quando em tumores de mulheres de maior faixa etária o que leva o nódulo a ter consistência endurecida. A frequência de transformação maligna é muito baixa (0,1 a 0,3% dos casos), ocorrendo em faixa etária dos 40 aos 45 anos, isto é, 15 a 20 anos após a média de idade de ocorrência do fibroadenoma, sendo que o tipo histológico mais comumente envolvido é o lobular (65% dos casos).

Além da forma clássica, o fibroadenoma pode-se apresentar, mais raramente, nas formas juvenil, gigante, complexa e extramamária (bexiga, próstata, braço e pálpebra).

As punções geralmente hipercelulares com grandes agrupamentos coesos de células epiteliais dispostos em "favo-de-mel". O padrão de agrupamento ramificado de células epiteliais é uma característica importante, mas não absolutamente específica para o diagnóstico de fibroadenoma. As células epiteliais têm núcleos redondos com pequeno nucléolo ocasional. Numerosos núcleos nus bipolares são vistos, inclusive alguns associados dentro de agrupamentos células epiteliais ou livres ao fundo esfregaço. Fragmentos estromais normais, poucos ou nenhum macrófago ou células apócrinas.

A diferenciação entre o fribroadenoma e lesões proliferativas, tumor *Phyllodes* e lesões papilares pode ser ocasionalmente difícil. A celularidade, núcleos desnudos e fragmentos de estroma são fundamentais para a diferenciação, ou seja, abundante presença de núcleos desnudos conta a favor dos fibroadenomas sideráfagos, ausência de células colunares e epiteliais formando papilas são características que podem distinguir lesões papilares de proliferativas.

O fibroadenoma pode mimetizar carcinoma em virtude da atipia. Alguns autores sugerem que pequena parcela dos fibroadenomas podem originar carcinomas. A atenção deverá ser maior quando na presença de alta celularidade com perda de coesão com anisonucleose e nucléolos proeminentes, porém é necessário verificar se há atipia nuclear, projeções digitiformes e presença de núcleos bipolares que sugerem fibroadenoma.

A maioria dos autores também não acha possível diferenciar citologicamente o fibroadenoma do tumor *Phyllodes*, considerando as características estromais e epiteliais. Em apenas alguns casos é possível verificar os fibroblastos compondo mais de 30% do fundo do esfregaço, característica que favorece o tumor *Phyllodes*. Entretanto, a presença unidades lobulares intactas, escassez celular de estroma pode sugerir hamartoma sobre fibroadenoma (Quadro 8-1).

O fibroadenoma é indistinguível do adenoma tubular, estes contam com esfregaços hipercelulares tridimensionais em bola formado de células ductais e estruturas tubulares com escasso estroma (Fig. 8-1).

TUMOR *PHYLLODES* (FILOIDES)

Tumor firme, geralmente palpável, lobulado e indolor. É de frequência rara correspondendo a 2% dos tumores fibroepiteliais da mama, sendo mais comum após os 40 anos. Na maioria das vezes (80% dos casos), é benigno, mas pode ser maligno, incluindo graus intermediários ou baixos de malignidade.

Apresenta grande similaridade com o fibroadenoma, a associação com o fibroadenoma ocorre em 30% dos casos. Ao contrário do fibroadenoma, a bilateralidade e a multicentricidade são excepcionais, bem como sua alta celularidade estromal. O epitélio pode ser hiperplásico, com ou sem atipia onde consideram no componente estromal a contagem mitótica, atipias celulares e comprometimento das margens para definição de malignidade.

Na clínica, a diferença entre tumor *Phyllodes* e fibroadenoma é o seu crescimento rápido e a capacidade de atingir grandes volumes, por vezes ocupando toda a mama.

Quadro 8-1. Principais Características Citomorfológicas para Diferenciação entre Fibroadenoma, Tumor *Phyllodes* e Papilomas

	Fibroadenoma	Tumor *Phyllodes*	Papiloma intraductal
Celularidade	Moderada a alta	Alta	Alta
Estroma	Presente – fragmentos mixoide	Diferença principal com o Fibroadenoma. Disposição em grandes fragmentos de estroma hipercelular com células fusiformes largos	Eventual
Células	Monomorfismo. Grandes folhetos planos de células ductais coesas com dobras e prolongamentos ramificados ou digitiformes (arquitetura papilar ou tubular) com núcleos uniformes e escasso citoplasma	Bimodal com predomínio de células epiteliais e núcleos nus bipolares. Fragmentos coesos epiteliais. Eventuais células apócrinas	Grandes fragmentos epiteliais com ou sem arquitetura papilar tridimensional frequentemente com o centro composto de material fibrovascular. Bordas bem delimitadas. Estratificação nuclear. Vacuolização citoplasmática
Células mioepiteliais	Presente sobre o grupo de células ductais ou isoladas na periferia	De ausente a escasso	Presente
Núcleos desnudos bipolares	Presente	De ausente a escasso	Presente
Células em metaplasia apócrina	Presença eventual	Ausente	Presente
Atipia	Incomum	Ausente	Rara atipia epitelial (pleomorfismo e macronucléolos)
Macrófagos	Raros	Raros – gigantes multinucleados	Siderófagos
Observações e dificuldades de diferenciação com	Alterações fibrocísticas. Hiperplasia ductal atípica. Papiloma intraductal, carcinoma papilar. Tumor *Phyllodes*. Falso-positivo em mulheres grávidas e jovens	A imuno-histoquímica para p53 poderá diferenciá-lo de tumor *Phyllodes* maligno. Fibromatose e sarcomas	Carcinoma. Fibroadenoma. Carcinoma papilar (*in situ* e invasivo)

A análise citológica demonstra presença de células epiteliais e estromais (frequentemente predominante) que pode-se apresentar hipercelular e mixoide. A atipia pode aparecer nas células epiteliais e estromais, o que poderá caracterizar o tipo do tumor (benigno, maligno ou indeterminado). A presença de mitose é uma característica auxiliar para caracterização maligna do tumor, bem como a ausência de núcleos bipolares (Quadro 8-1 e Fig. 8-2).

PAPILOMA INTRADUCTAL

De uma forma geral as lesões papilares da mama envolvem amplo conjunto de lesões que vão do papiloma ductal benigno ao carcinoma papilar, passando por formas intermediárias como hiperplasia epitelial florida, hiperplasia ductal atípica ou até mesmo carcinoma ductal *in situ*. O verdadeiro fragmento papilar é composto de núcleo fibrovascular coberto por epitélio e "micropapilar" formado por fragmento tecidual epitelial sem centro fibrovascular anexado a projeções em "baquetas", ou seja, um "pescoço" mais fino que a extremidade (Fig. 8-3).

As lesões papilares podem ser solitárias ou múltiplas, centrais ou periféricas, geralmente palpáveis (massa sólida ou cística subareolar ou central) e com produção de descarga papilar, às vezes hemorrágica. Sua maior frequência está em mulheres mais velhas (50 a 60 anos de idade).

O diagnóstico pela PAAF é difícil e sua acurácia pode variar entre 27 e 88% e a diferenciação entre lesões benignas e malignas é cerca de 45 a 75% com menor acuracidade para lesões malignas.

O papiloma intraductal é uma lesão epitelial benigna que se desenvolve no lúmen de grandes e médios ductos subareolares sem formar massa palpável. Tem baixo potencial de desenvolver carcinoma subsequente na mesma mama ou contralateral (risco relativo de 2×), enquanto múltiplos e pequenos papilomas periféricos surgem em um fundo de alterações fibrocísticas com hiperplasia epitelial, hiperplasia epitelial florida ou cicatriz radial, tendo um aumento de risco similar ao de fundo das alterações proliferativas. O seu principal sintoma é a descarga papilar hemorrágica, espontânea, uniductal e unilateral. Em virtude da dificuldade em se diferenciar o papiloma benigno do papiloma bem-diferenciado maligno, a excisão cirúrgica é aconselhada. Também pode ser confundido com fibroadenoma em decorrência dos agrupamentos ramificados. A presença de grupos de células epiteliais colunares, estroma ou macrófagos favorece papiloma, enquanto que o aumento de núcleos bipolares favorece fibroadenoma.

Citologia do Papiloma

Nas amostras de PAAF, além do fibroadenoma, o papiloma pode ser confundido com as alterações fibrocísticas carcinoma ductal *in situ* e invasivo. Há uma sobreposição de características benigna e maligna que dificulta sua distinção, bem como de outras entidades contendo componentes papilares.

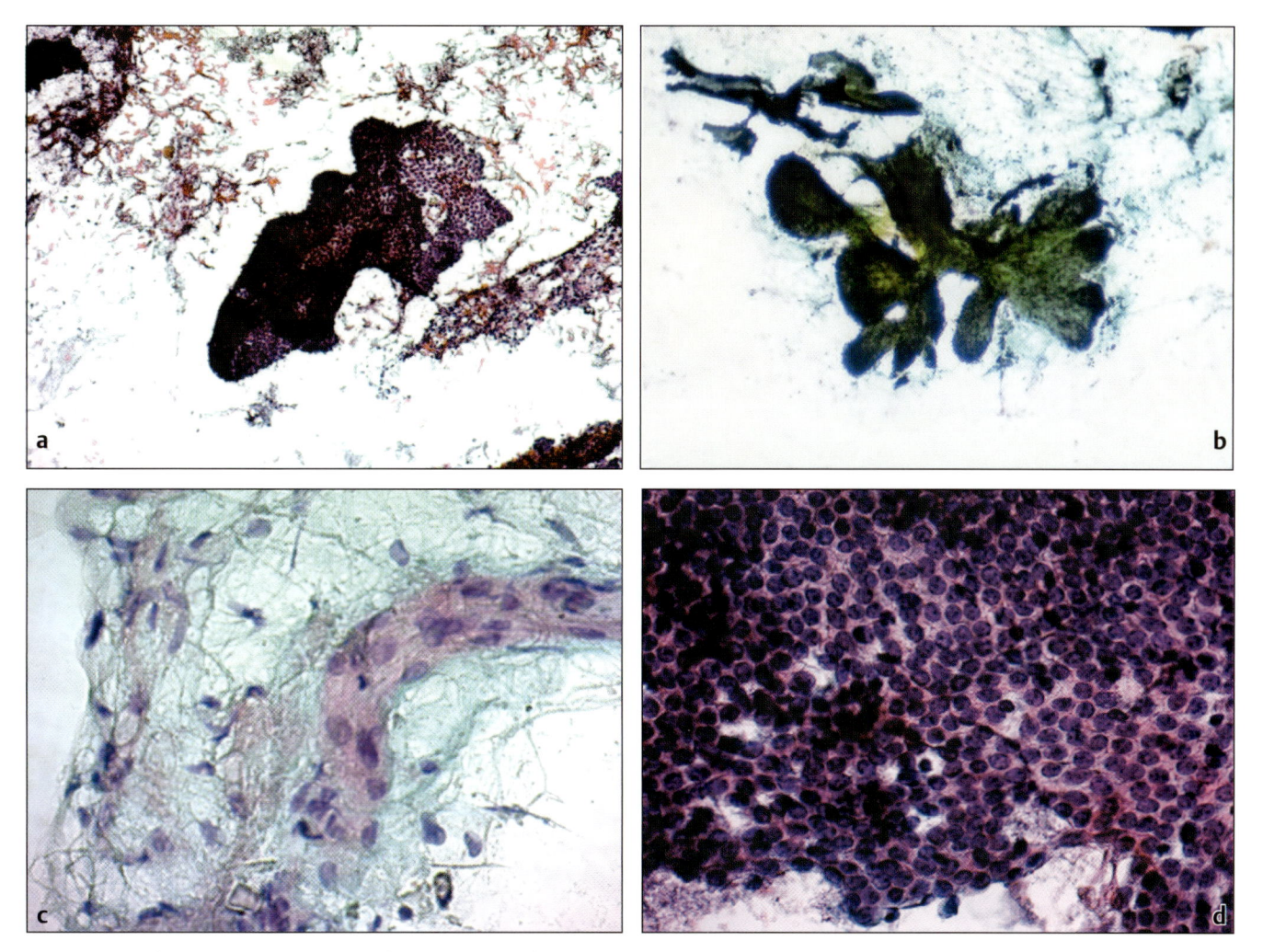

ALTERAÇÕES MAMÁRIAS BENIGNAS FIBROEPITELIAIS E PAPILARES

Fig. 8-1. Fibroadenoma. Agrupamento ramificado de células ductais (**a**, **b**). Estroma (**c**). Lençol (2D) de células ductais com células mioepiteliais em maior aumento (**d**).

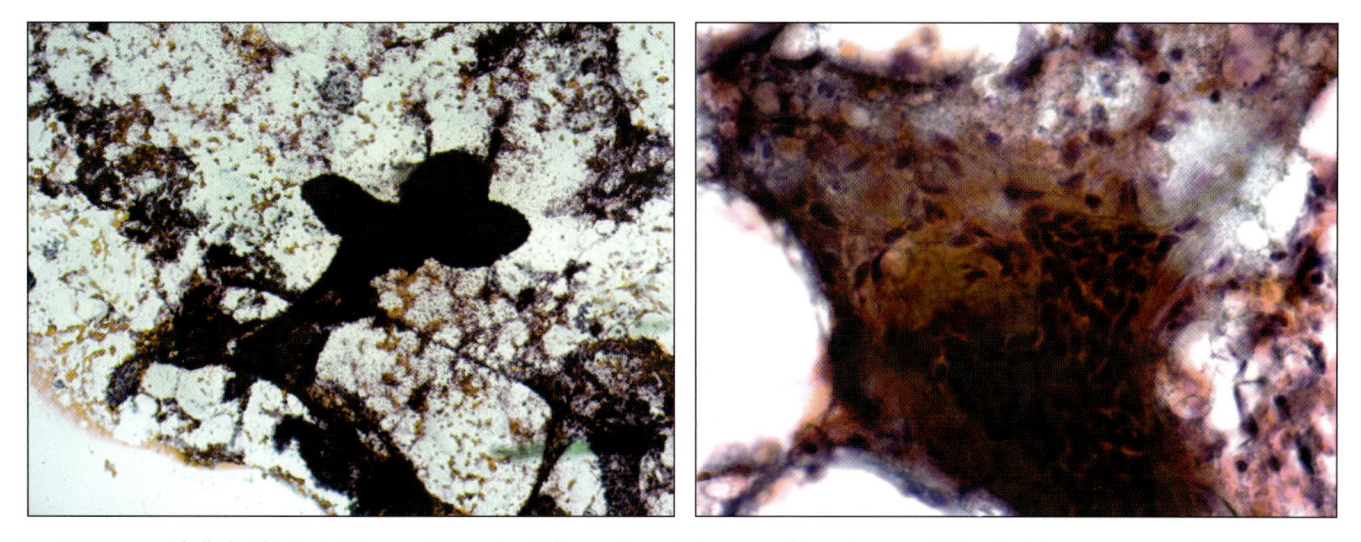

Fig. 8-2. Tumor *Phyllodes* (filoides). Estroma ricamente celular, muito mais do que no fibroadenoma. Células ductais em agrupamentos ramificados, semelhante ao fibroadenoma.

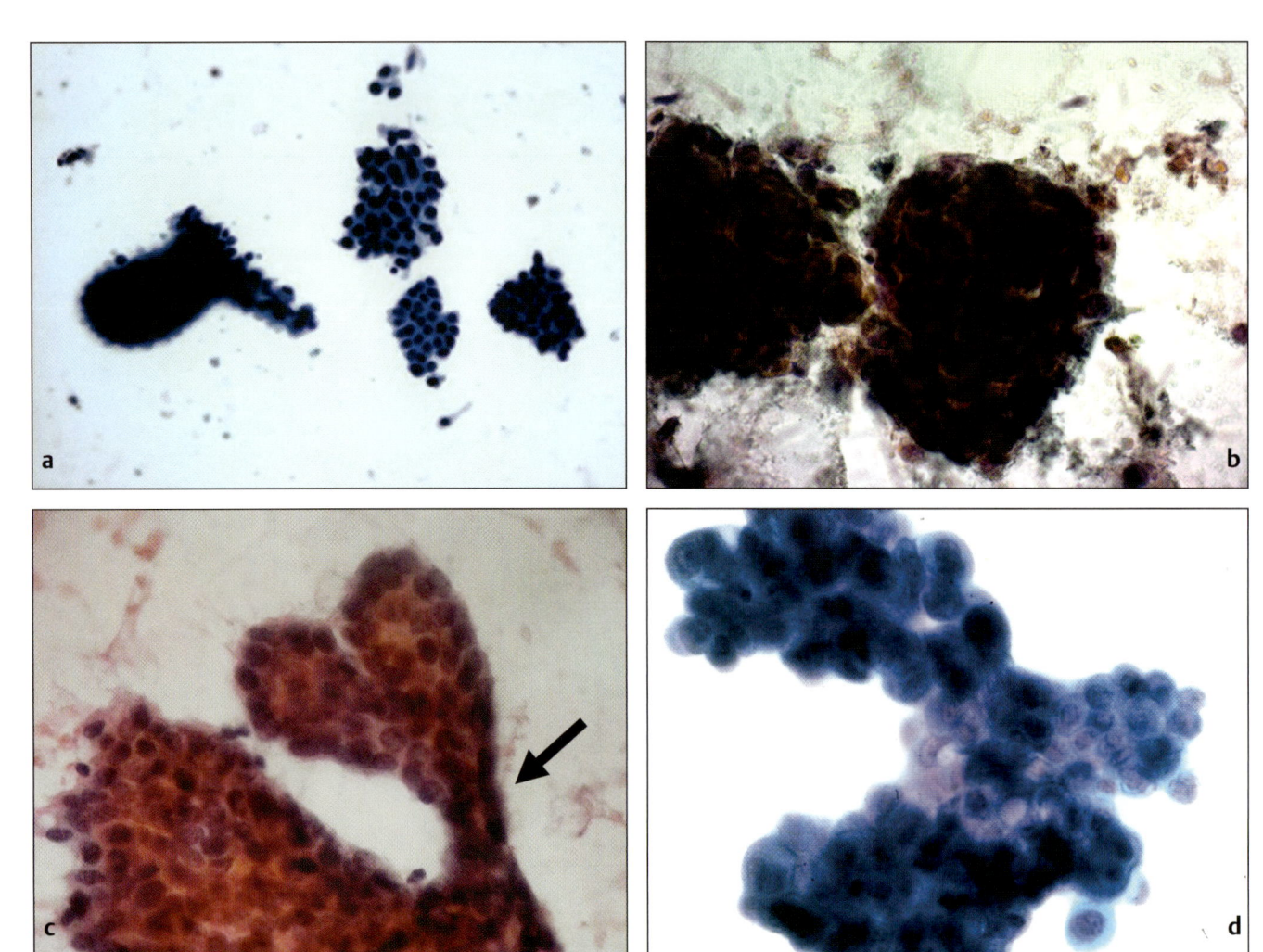

Fig. 8-3. Papiloma intraductal. (**a**) Fragmentos pequenos, sendo um digitiforme, bem delimitado e coeso e células com atipia. Fundo do esfregaço limpo com poucas células isoladas. (**b**) Agrupamentos esféricos e delimitados. (**c**) Ramificação do agrupamento em baqueta, ou seja, cabeça e pescoço (seta). (**d**) Agrupamento ramificado, coeso, delimitado com leve atipia. *Fonte:* Adaptada de Mendoza P *et al.*, 2011 (**a**) e de Bibbo M e Wilbur DC, 2008 (**d**).

Os esfregaços apresentam agrupamentos tridimensionais (usa-se o micrômetro do microscópio para perceber) de células epiteliais com ramificações, predomínio de grandes fragmentos, mas também podem aparecer fragmentos pequenos e células dissociadas. O citologista deve ser preciso quanto na descrição dos agrupamentos, ou seja, se realmente trata-se de "agrupamento papilar" ou de "características papilares" ou até mesmo "agrupamentos papiliformes". Há muita confusão no uso desses termos. Para caracterizar bem um papiloma seria preciso a presença de conteúdo fibrovascular no centro dos agrupamentos, mas esse achado não é comum, depende do grau da lesão.

Também é possível visualizar fundo proteináceo, núcleos desnudos e macrófagos, e, em alguns casos, siderófagos (por conta da hemossiderina) e células com moderada atipia. Células apócrinas com grande citoplasma granular e, núcleo redondo, nucléolo pequeno são achados comuns nas lesões papilares.

Células epiteliais atípicas com alterações celulares e *debris* necrótico podem mimetizar malignidade, inclusive células com aparência plasmocitoide embora seja incomum e parece ter uma alta especificidade para lesões papilares malignas (Fig. 8-3). Contudo, alguns autores sugerem que a presença de núcleos estromais nus e atipia nuclear podem distinguir lesões malignas de benignas. Entretanto, é quase impossível a diferenciação citologicamente, e o indicado será um laudo de "indeterminado, provavelmente benigno" (C3), seguindo para histopatologia por meio da biópsia cirúrgica. Adicionalmente, se houver "aparência" papilar, ou seja, um centro fibrovascular deve-se utilizar a terminologia: "agrupamentos papiliformes".

PAPILOMA INTRACÍSTICO

Punções hemorrágicas de cistos e com presença de hemossiderina na lâmina devem ser consideradas possível neoplasia intracística, geralmente tumor papilar de baixo grau.

Como já mencionado anteriormente, a distinção citopatológica entre papiloma benigno e carcinoma papilar de baixo grau é difícil na maioria das vezes. O que ajuda a favor de benigno é a presença de células mioepiteliais, mas as mesmas podem estar presentes nas lesões iniciais, o que leva à realização de biópsia para confirmação (Quadro 8-1, Figs. 8-3 e 8-4).

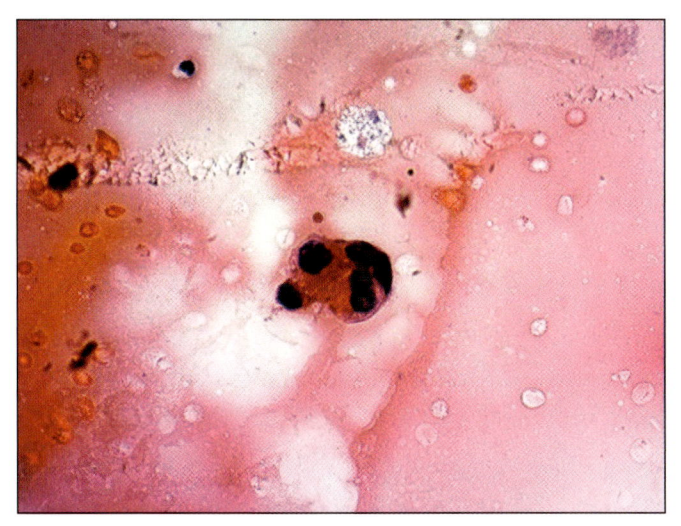

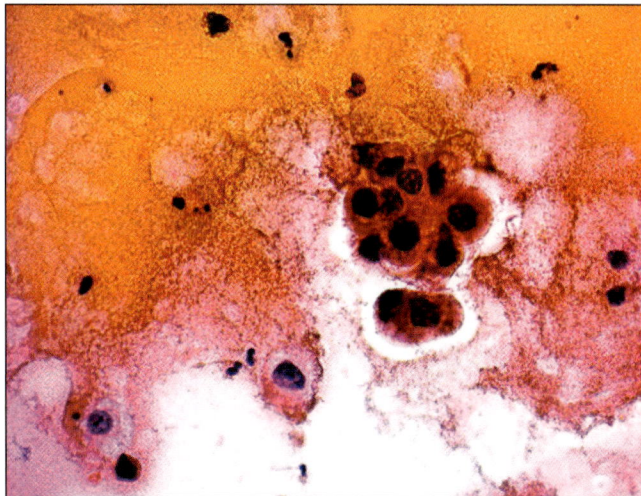

Fig. 8-4. Papiloma intracístico em amostra de descarga papilar.

Todo o tumor de natureza papilar suspeita ou definitiva deve ser submetido à excisão cirúrgica para avaliação histológica. Aglomerados papiliformes em um fluido cístico podem originar-se da passagem da agulha pela doença mamária proliferativa adjacente ao cisto.

Citologia do Papiloma Intracístico Benigno e Maligno

Padrão Benigno
- Presença de células mioepiteliais abaixo da camada de células epiteliais (uma ou duas camadas) fornecem evidência de papiloma benigno.
- Geralmente, as amostras de cistos são hipocelulares e levam à conclusão de papiloma benigno, considerando os seguintes critérios:
  - Quando na presença de pequenos aglomerados papiliformes e "estrelados" com células cilíndricas em paliçada.
  - 3 a 10 células colunares paliçadas em uma fileira compacta.
  - Células individuais com citoplasma alongado e cilíndrico.
  - Núcleos bipolares na periferia dos aglomerados ou no fundo.
- As células arranjadas em paliçada são cuboides ou colunares com núcleos brandos.
- Metaplasia apócrina é frequente.

Padrão Maligno
- Amostras de punções demonstrando agrupamentos coesos ramificados de centro fibrovascular estão geralmente associadas a sinais de neoplasia papilar.
- Raras ou ausentes células mioepiteliais.
- Células epiteliais ligeiramente aumentadas.
- Núcleos irregulares com estratificação focal. Discreta hipercromasia.
- Nucléolos aumentados.
- Núcleos fibrovasculares tendem a ser filiformes.
- Aglomerados ramificados de fibroadenoma com um arranjo de paliçada marcado de células epiteliais cilíndricas e uma grande quantidade de material de fundo cístico (em decorrência das estruturas tubulares dilatadas preexistentes) podem levar a uma falsa interpretação do papiloma.
- Siderófagos.

9 Lesões Proliferativas Epiteliais Específicas

O espectro de lesões proliferativas é composto de:

1. Hiperplasia ductal com ou sem atipia.
2. Carcinoma ductal *in situ* de baixo grau.
3. Adenose glandular.
4. Papilomas intraductais.
5. Neoplasia intraepitelial lobular.
6. Cicatriz radial/lesão esclerosante complexa.

Citologicamente, é muito difícil diferenciar estas lesões, limitando-se as principais em decorrência dos diferentes tratamentos e o desfecho. Algumas lesões têm maior risco de desenvolvimento do carcinoma invasivo.

Este capítulo visa abordar especialmente as hiperplasias no sentido de fornecer condições ao citologista diferenciar os padrões benignos e malignos. As hiperplasias são mais bem verificadas em biópsias, tornando-as um diagnóstico mais centrado na histopatologia.

HIPERPLASIA DUCTAL SEM ATIPIA (HDSA)

Histologicamente, é marcada pela estratificação da camada epitelial ductal e pode ser classificada como hiperplasia ductal **leve** (2 ou 4 camadas), **moderada** (com mais camadas) e **florida** quando na presença de numerosas camadas obstruindo completamente o lúmen. Os núcleos apresentam discretas irregularidades com variação da polaridade, fato esse que deve ser observado também nas amostras de PAAF.

Citologia da HDSA

Os esfregaços são caracterizados por amplos ou múltiplos agrupamentos planos de células ductais coesas (moderada/alta celularidade) dispostos geralmente em formato "colmeia". Raras a moderadas células epiteliais isoladas.

Células com escasso citoplasma, núcleos discretamente irregulares, redondos ou ovais e membrana lisa, ou seja, com atipia mínima (maior dificuldade de diferenciação). A cromatina vai de fina a grosseira com nucléolos discretos.

A presença de células mioepiteliais (núcleos desnudos, bipolares), comum nestes casos, no fundo do esfregaço e dentro dos grupos celulares, bem como células apócrinas que ajudam a reforçar a natureza benigna da amostra (Fig. 9-1).

Importante saber que raramente podem aparecer agrupamentos digitiformes semelhantes ao do fibroadenoma. A citologia deverá ser concluída como benigna (C2).

HIPERPLASIA DUCTAL ATÍPICA (HDA) E CARCINOMA DUCTAL *IN SITU* DE BAIXO GRAU (CDISB)

HDA e CDISB representam um espectro de lesões com características muito próximas, ou seja, o diagnóstico é subjetivo e, por isso, foi acrescentado a este capítulo. Histologicamente, são divididos em subgrupos: sólido, papilar, cribiforme e comedo.

Não há como distinguir a HDA do carcinoma ductal *in situ* (CDIS) do tipo não comedo em virtude da sobreposição dos parâmetros. Entretanto, é possível obter mais informações morfológicas quando no CDIS do tipo comedo, pois esse apresenta acentuado pleomorfismo celular com fundo necrótico.

Citologia da HDA e CDISB

Aos achados citológicos dos CDISBs são bem similares aos carcinomas invasivos e serão discutidos no Capítulo 11 com maior riqueza de detalhes. Essas atipias iniciais são constantemente discutidas, pois há limitações citomorfológicas.

Os aspirados de HDA e CDISB apresentam celularidade de moderada a alta, com arquitetura cribiforme, papilar ou agregados tridimensionais (3D) sólidos, escassas células epiteliais isoladas. Os agregados são constituídos de células de núcleos atípicos (hipercromáticos), variando de tamanho, forma e padrão de cromatina, além da perda de polaridade. Presença de células mioepiteliais (núcleos nus bipolares) e dificilmente células apócrinas (Figs. 9-2 e 9-3).

O citologista deverá percorrer bem toda as amostras (lâminas) porque é possível encontrar agregados compostos de células normais e atípicas. Geralmente, esses casos vão para categoria indeterminada (C3) ou suspeita (C4), precisando seguir para análise histopatológica.

HIPERPLASIA LOBULAR

O termo mais apropriado para se referir a lesões lobulares é **neoplasia intraepitelial lobular**, o que inclui: neoplasia lobular atípica (NLA) e carcinoma lobular *in situ*, cuja a distinção baseia-se em critérios quantitativos.

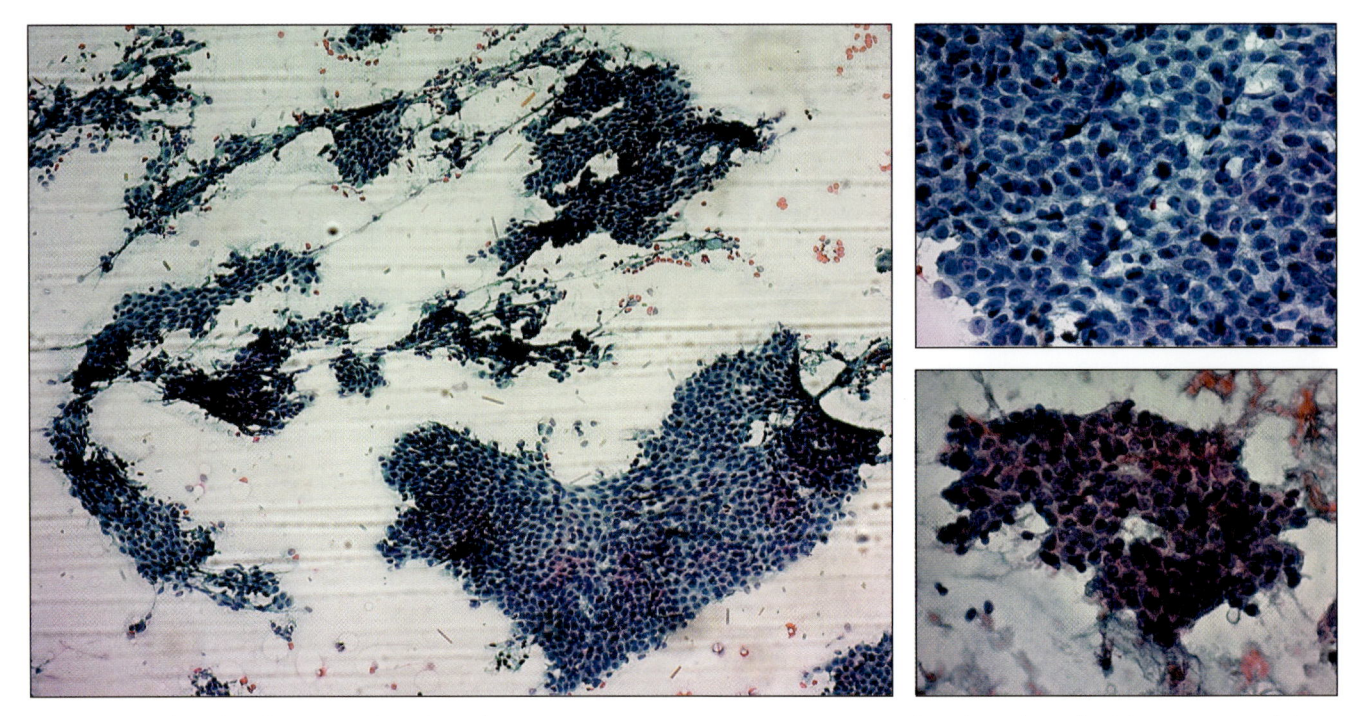

Fig. 9-1. Hiperplasia ductal sem atipia (HDSA). Verificar os agrupamentos coesos, pequenos ou amplos, planos (em colmeia), com poucas células isoladas. Presença de células mioepiteliais. Escassez citoplasma.

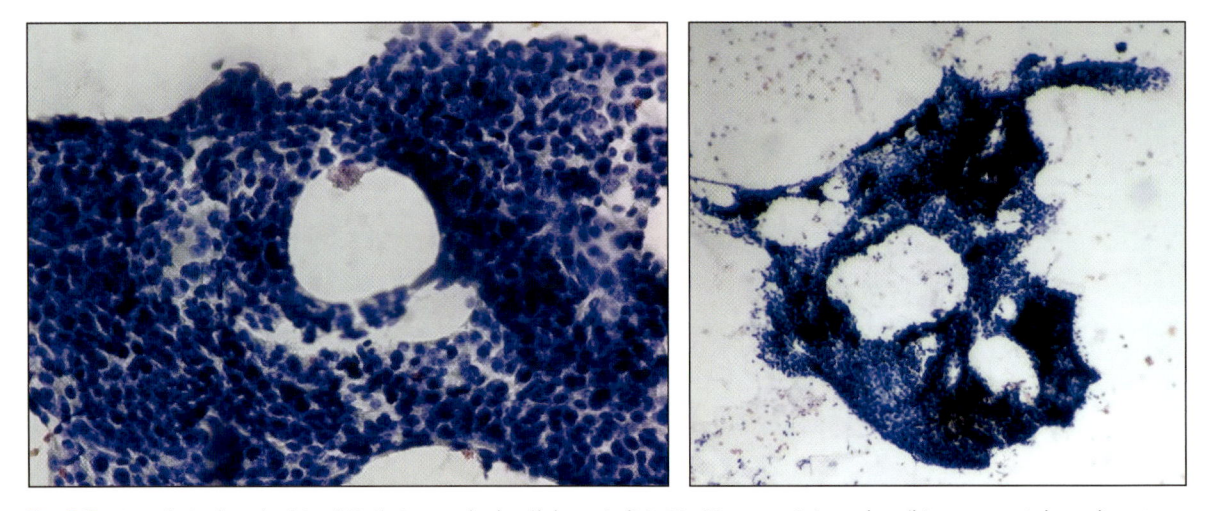

Fig. 9-2. Hiperplasia ductal atípica (HDA). Agregado de células epiteliais 3D. Discreta atipia nuclear (hipercromasia leve, discreta anisonucleose e nucléolos visíveis). Manutenção da coesão com presença de células mioepiteliais. Esse caso foi concluído como indeterminado, provavelmente benigno (C3) (Papanicolaou 400×).

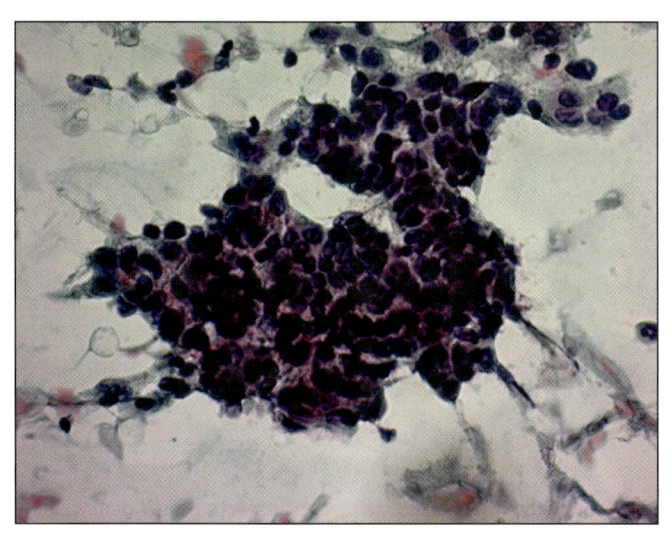

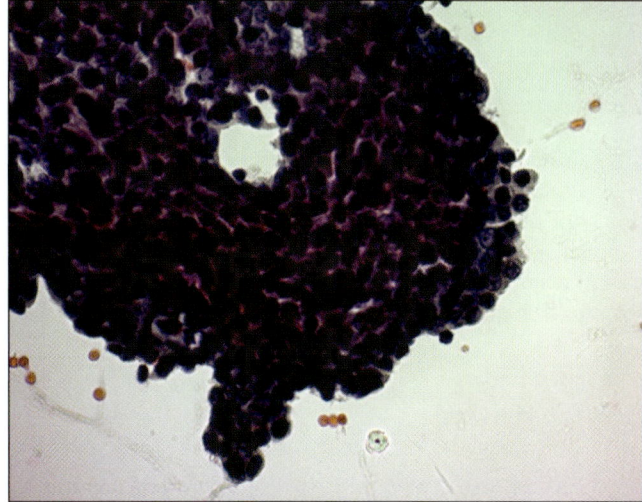

Fig. 9-3. Hiperplasia ductal atípica (HDA). Agregado de células epiteliais 3D. Atipia nuclear (hipercromasia leve a moderada, discreta anisonucleose e nucléolos visíveis). Coesão e escassa presença de células mioepiteliais. Esse caso foi concluído como suspeito para malignidade (C4) (Papanicolaou 400×).

É importante destacar que NLA é fator de risco para o desenvolvimento de carcinoma invasor e, por isso, deve ser detectada precocemente, o que é muito difícil porque geralmente é um achado ao acaso, em decorrência do rastreamento por outra causa e até mesmo na ultrassonografia ou radiologicamente por ser indetectável, principalmente por não formar calcificações.

Uma das características desse grupo de lesões é a perda da expressão da E-caderina por meio da imuno-histoquímica.

Citologia da HLA

É um achado raro nas amostras de PAAF mamária, geralmente aparece por investigação de uma lesão adjacente palpável.

Celularidade variável tendendo a moderada. É possível encontrar estruturas lobulares nas amostras de PAAF com células mioepiteliais. Células pequenas, núcleo excêntrico de aspecto benigno, citoplasma escasso e com vacúolos que, às vezes, pode apresentar mucina, denominado na língua inglesa de *tagetoid* e adotado pelos citologistas também no Brasil.

A distinção entre NLA e carcinoma lobular invasor é praticamente impossível pela citologia e, por isso, erros falso-positivos predominam. O citologista deve ser prudente descrevendo as características e sugerindo a continuidade da investigação pela histopatologia. Também é comum falhas na presença de PAAFs de gravidez e alterações lactacionais e hiperplasia lobular atípica (Fig. 9-4).

ADENOSE E ADENOSE ESCLEROSANTE

Adenose é um termo que define um aumento do número de estruturas acinares nos lóbulos mamários, e adenose esclerosante refere-se uma lesão caracterizada por modificações arquiteturais na unidade terminal ducto-lobular (UTDL), com proliferação de células epiteliais e mioepiteliais e fibrose estromal **intralobular**, podendo obstruir os pequenos ductos e levar a microcalcificações. Esta morfologia pode gerar uma aparência de lesão pseudoinvasiva, deve-se considerar a presença de células mioepiteliais para diferenciar, pois a sua presença leva ao padrão de benignidade.

Estas características levam os citologistas ao erro. Está associada ao aumento do risco de desenvolvimento de carcinoma invasor de mama.

A adenose é mais frequente em mulheres na faixa etária ampla, entre 20 e 67 anos, tamanho médio de 2,5 cm, e o diagnóstico citológico é impossível, no entanto, é necessário reconhecer o padrão de benignidade.

Citologia da Adenose Esclerosante

As amostras de PAAFs são compostas por vários grupos celulares uniformes de tamanho variado, porém, frequentemente pequenos ou em folhetos acinares com células ductais uniformes, células mioepiteliais, núcleos nus bipolares e fragmentos estromais hialinizados de fundo. Pequenos agrupamentos tubulares também podem ser vistos.

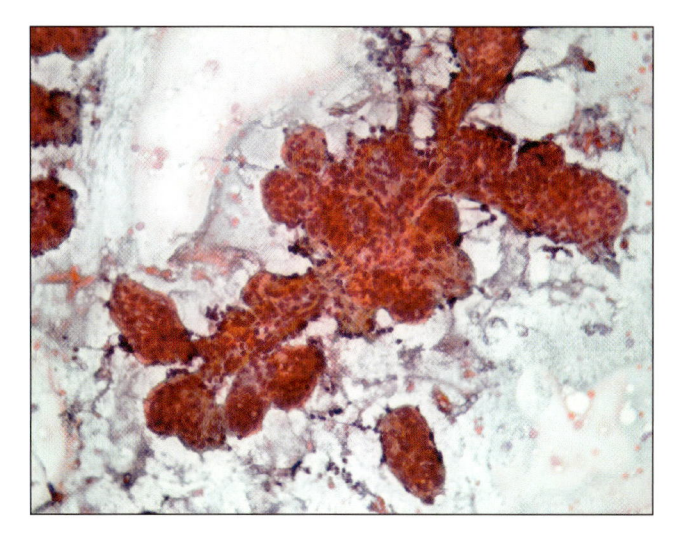

Fig. 9-4. Hiperplasia lobular. Várias células acinares em paciente lactante (Papanicolaou 200×).

Agrupamentos 3D com discreto pleomorfismo nuclear podem levar ao diagnóstico falso-positivo e por isso deve-se considerar a presença de células mioepiteliais sobre as células epiteliais, bem como os núcleos nus (Fig. 9-5).

É possível também visualizar metaplasia apócrina, macrófagos e raras células epiteliais dispostas isoladamente.

O fibroadenoma é uma das lesões que podem ser confundidas por conta da presença de estroma e células epiteliais, porém, quando na presença de agregados planos acinares, leva ao diagnóstico de esclerose, porém trata-se de um diagnóstico citológico difícil.

CICATRIZ RADIAL (CR) E LESÃO ESCLEROSANTE COMPLEXA (LEC)

Lesão caracterizada por apresentar na sua região central o componente fibroelastótico, estroma se projetando em vários sentidos e graus diversos de proliferação celular epitelial, o que pode mimetizar câncer, seja por meio da visualização macroscópica ou nas análises microscópicas (Fig. 9-6a).

Citologia da CR e LEC

A princípio o citologista deverá distinguir em amostras de PAAF a CR/LEC de lesões malignas, e isto é possível.

As amostras de PAAF de CR/LEC são moderadamente ou altamente celulares com presença de grandes folhetos epiteliais e grupos tubulares e acinares com células mioepiteliais e núcleos bipolares desnudos ao fundo do esfregaço.

Pequenos agrupamentos papilares, células apócrinas, microcalcificações, macrófagos podem estar presentes, além de agregados fibrilares. Os fragmentos em malha e estrelado também podem estar presentes (Fig. 9-6b).

Falhas associadas ao laudo de suspeito para malignidade (C4) pode advir da presença de núcleos com nucléolos proeminentes, perda de coesividade e de células mioepiteliais.

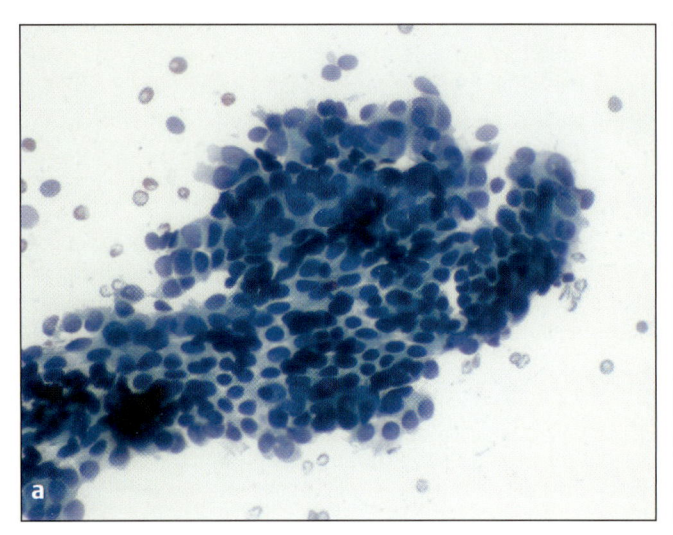

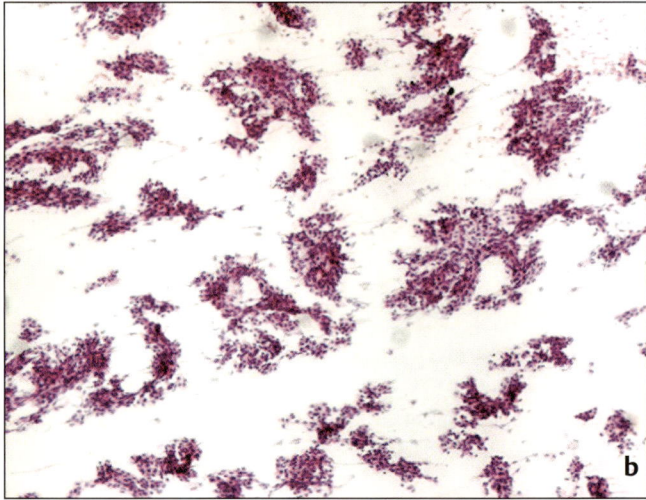

Fig. 9-5. (**a**, **b**) Adenose esclerosante. Alta celularidade, agrupamentos de células epiteliais coesas e formação circular por células mioepiteliais. Alguns núcleos nus. *Fonte* (**b**): Schmitt F *et al.*, 2013.

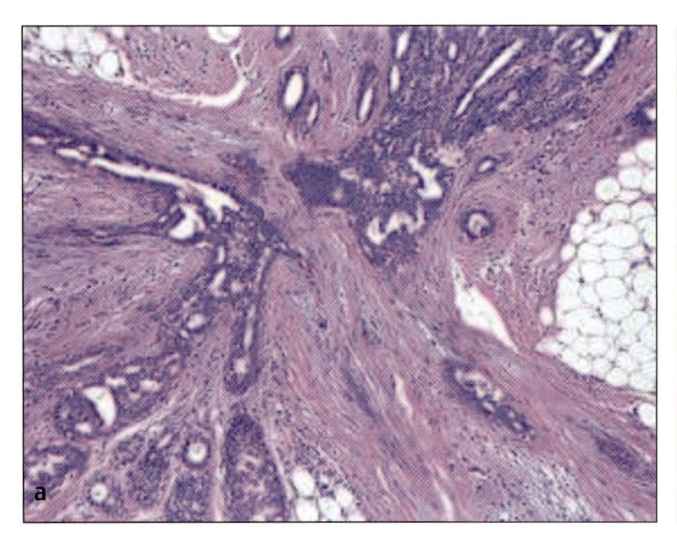

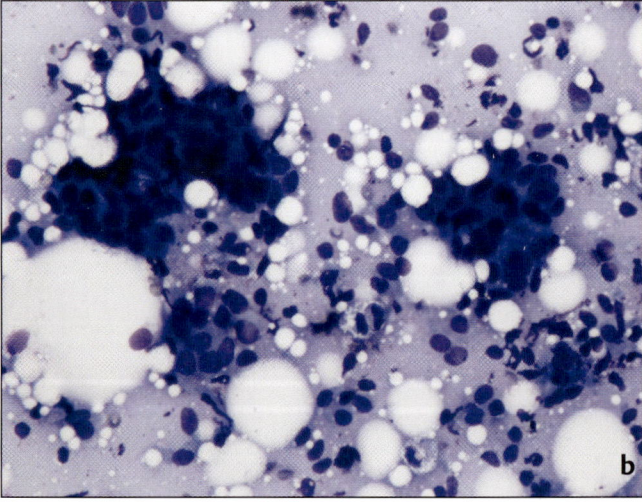

Fig. 9-6. (**a**) Preparação histológica (HE) de cicatriz radial. (**b**) Esfregaço citológico (MGG).

Entretanto, em caso de dúvidas, é necessário indicar biópsia para confirmação. Geralmente, é recomendado a excisão completa da lesão em casos e citologia atípica.

LESÕES MAMÁRIAS MASCULINAS E GINECOMASTIA

As alterações mamárias masculinas são raras, são dependentes de hormônio e geralmente aparecem na adolescência e idosos. Geralmente, são unilaterais, classificadas em juvenil, idiopática, secundária ou droga-dependente (digitálicos, reserpina, fenitoína). Os aspirados revelam características de padrões benignos em células ductais. Alguns casos aparecem atipia, incluindo amoldamento nuclear e presença de nucléolos com ausência de núcleos desnudos e células colunares.

10 Citologia das Lesões Pré-Malignas e Malignas

ZONA CINZA NA CITOLOGIA MAMÁRIA

As características citomorfológicas na citologia apresentam algumas sobreposições entre lesões, o que não inviabiliza a aplicação da mesma, isto porque o primordial do método é detectar atipia e, consequentemente, levar à uma investigação por meio da histopatologia. Entretanto, também é de competência da citologia mamária, secundariamente, distinguir o tipo de lesão, e isso, quando possível, facilita a tomada de decisão médica.

Além da histopatologia é possível contar com a imunocito e imuno-histoquímica, bem como técnicas moleculares, algumas já empregadas como rotina visando principalmente diferenciar lesões e auxiliar na escolha terapêutica.

A morfologia, seja a citopatologia ou histopatologia, é um método bastante eficiente, mas como mencionado, esbarra em algumas dificuldades diagnósticas que, especificamente, na citologia mamária costumamos chamar de: zona cinza. Este espectro de lesões pode corresponder de 7% a 20% da rotina (Fig. 10-1).

As variáveis que contribuem para a zona cinza vão de fatores pré-analíticos a analíticos:

A) Fatores pré-analíticos:
- Má fixação.
- Amostras hemorrágicas.
- Escassez celular.
- Falha na coloração.

B) Fatores analíticos:
- Citologista inexperiente.
- Na presença de algumas lesões benignas:
  ♦ Fibroadenoma.
  ♦ Papiloma intraductal.
  ♦ Hiperplasia ductal atípica.
  ♦ Ginecomastia.
- Na presença de lesões malignas:
  ♦ Carcinoma papilar intracístico.
  ♦ Carcinoma lobular.
  ♦ Carcinoma apócrino.
  ♦ Carcinoma tubular.

Uma vez detectado os fatores pré-analíticos, o citologista não deverá forçar o laudo, principalmente quando há hipótese de atipia. Se o citologista for inexperiente, o grau de erro aumenta, e as consequências podem ser piores.

CARACTERÍSTICAS E PADRÕES CITOLÓGICOS

Independente da amostra, PAAF ou descarga papilar, a análise citológica das lesões mamárias deve considerar o núcleo como o principal sinalizador, entretanto os arranjos e disposição celular são elementos quase que indispensáveis para uma conclusão confidente, além de componentes que podem estar presentes ou não conforme a lesão em análise. O Quadro 10-1 elenca os principais parâmetros consideráveis para investigação.

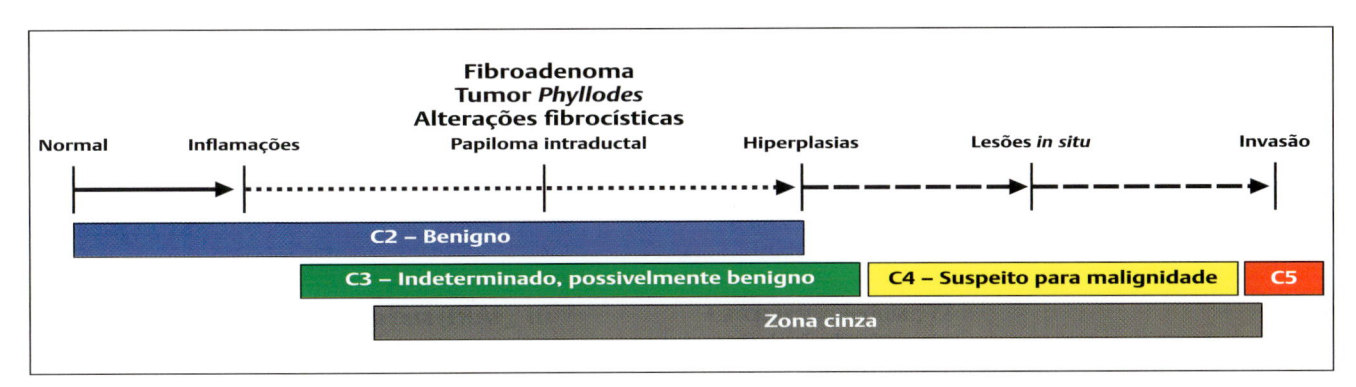

Fig. 10-1. Espectro de lesões mamária, sua possível classificação citomorfológica e a zona cinza. Nota: C5, Maligno.

Quadro 10-1. Parâmetros Citomorfológicos de Destaque para Análise de Amostras de Mama Pré-Maligna e Maligna

Parâmetros	Alterações observadas nas lesões ou na progressão das lesões (pré-malignas a malignas)
Celularidade	Alta
Coesão	Falta de coesão, agrupamentos papilares, sincícios
Célula	Anisocitose, pleomorfismo, anel de sinete, canibalismo, aumento da relação núcleo/citoplasma. Pode existir monomorfismo (p. ex., carcinoma tubular)
Núcleo	Alteração de contorno, enrugamento, anisonucleose, pleomorfismo, inclusões
Cromatina	Irregular (eucromatina), cromocentros
Nucléolo	Destacados, macronucléolos (basofílicos ou eosinofílicos)
Mitose	Anormal
Necrose	Pode estar presente
Cálcio	Pode estar presente

A citologia mamária tem como objetivo principal o estabelecimento de uma avaliação de benignidade e malignidade, mas, quando possível, deverá conter a caracterização histológica. Para isso são considerados critérios dos padrões citológicos benigno e maligno. No Quadro 10-2, é possível visualizar uma sumarização dos padrões benigno e maligno consideráveis para análise citomorfológica de mama.

CARCINOMAS MAMÁRIOS

Por definição o carcinoma invasivo de mama é composto por um grupo de tumores epiteliais malignos caracterizados por invadir o tecido adjacente podendo levar à metástase a distância, representando cerca de 23% de todos os cânceres do mundo. A incidência varia com a idade, geografia, estilo de vida e fatores genéticos. Quando detectados precocemente, o prognóstico é bom, porém alguns tipos são extremamente agressivos. A PAAF é uma metodologia capaz de identificar os cânceres mamários com alta acurácia, tornando ainda mais eficiente quando associado a testes moleculares evitando procedimentos invasivos.

A unidade ducto-lobular terminal é o local de maior frequência de iniciação destes tumores. Nessa região, encontram-se as células cuboidais luminais secretoras, mioepiteliais e basais.

Os tumores malignos representam cerca de 20% dos tumores mamários palpáveis, os remanescentes são alterações benignas que não representam grande risco de evolução ao câncer invasor.

Em virtude das limitações metodológicas, o diagnóstico das lesões invasivas é evitado por muitos citologistas. Estudos realizados e relatos de práticas experimentadas por vários citologistas têm apresentado vários critérios que podem predizer a invasão ou até mesmo diagnosticá-las, como proliferação dos fibroblastos, fragmentos estromal elastoide, estruturas tubulares, infiltração em fragmentos de gordura e infiltração em fragmento de tecido fibroso. Entre esses, infiltração por células tumorais ou agrupamentos celulares em tecido fibroso ou fragmentos de gordura, podem ser considerados os mais importantes. Também é de se considerar a presença de macronucléolos basofílicos e, principalmente, eosinofílicos em núcleo com polimorfismo e hipercromasia e, ainda, com espaços irregulares. Entretanto, casos de falsos-positivos não são raros, sendo necessário usar tais critérios com a máxima prudência. No Quadro 10-3, encontram-se sumarizadas as principais alterações celulares encontradas em lesões malignas.

Quadro 10-2. Sumarização dos Padrões de Esfregaços Mamários: Benigno × Maligno

Padrão citopatológico benigno Negativo para malignidade	Padrão citopatológico maligno Positivo para malignidade
Escassa a moderada celularidade exceto nos fibroadenomas	Alta celularidade
Agrupamento de células epiteliais coesas, pouco para lobulares	Células isoladas, aumento celular Redução da coesão celular
Agrupamento em monocamada. Limites lisos ou em paliçada	Agrupamentos tridimensionais. Limites denteados
Ausência de pleomorfismo celular	Pode haver presença de pleomorfismo celular
Células apócrinas	Raras células apócrinas
Várias células mioepiteliais	Raras células mioepiteliais
Raros vacúolos citoplasmáticos	Eventuais vacúolos citoplasmáticos
Raras figuras de mitose	Presença de mitose
Presença de núcleos nus (bipolares). Núcleos redondos ou ovais sem sobreposição. Limite nuclear regular	Ausência de núcleos nus. Amoldamento nuclear. Aumento da taxa núcleo/citoplasma. Hipercromasia nuclear. Eventuais macronucléolos e núcleos excêntricos. Mitoses e cariorrexe. Sobreposição nuclear. Limite nuclear irregular
Cromatina vesicular ou finamente granular, nucléolo pequeno	Cromatina em grumos. Nucléolo anormal
Necrose ausente	Necrose presente
Fragmentos de estroma	Raros fragmentos de estroma

Quadro 10-3. Resumo das Principais Alterações Celulares Encontradas em Lesões Malignas

Parâmetro	Alteração
Celularidade	Alta
Coesão celular	Diminuição da coesão. Geralmente células isoladas, exceções nos carcinomas ductal e lobular *in situ* e mucoide (coloide)
Agrupamentos	Tridimensionais
Célula	Geralmente, aumento celular. Pleomorfismo, exceto nos carcinomas tubulares (monomórficos)
Núcleo	Anisocariose. Geralmente, aumento da relação núcleo/citoplasma. Variação na alteração no contorno nuclear. Eventuais inclusões
Padrão de cromatina	Frequentemente anormal. Hipercromasia. Em grânulos. Espaços vazios
Nucléolo	Grandes (macronucléolos), geralmente únicos (azul ou vermelho)
Mitoses	Anormais
Células mioepiteliais	De escasso a ausente (na invasão)
Células inflamatórias	Frequente
Necrose e *debris*	Muito frequente

Nota: nem sempre é possível encontrar todas as alterações nos tumores malignos. Os de grau menor são difíceis de diferenciar das alterações benignas. É necessário o auxílio de técnicas como imunocitoquímica, técnicas moleculares ou por biópsia.

IMAGENS DE ALTERAÇÕES CITOMORFOLÓGICAS ASSOCIADAS A LESÕES PRÉ-MALIGNA E MALIGNA (FIGS. 10-2 A 10-7)

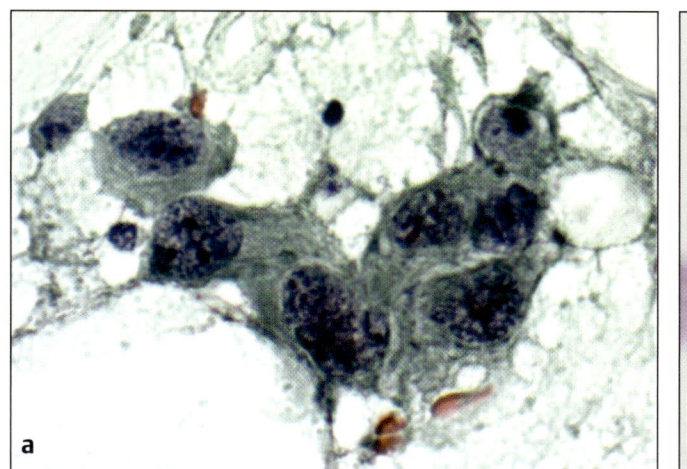

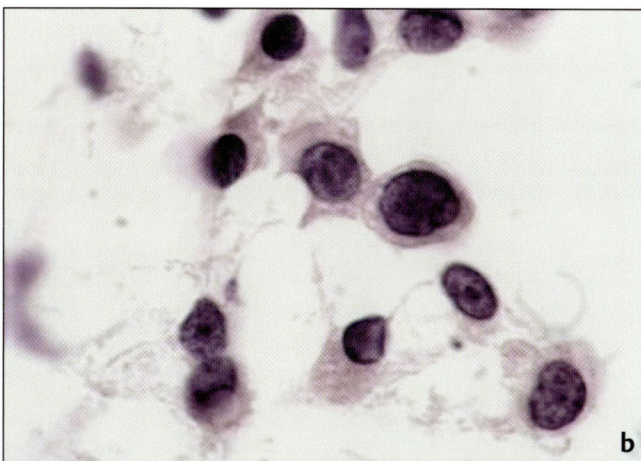

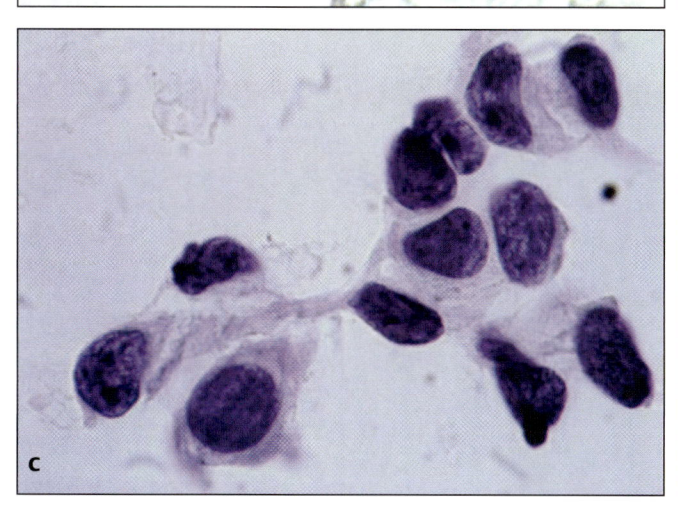

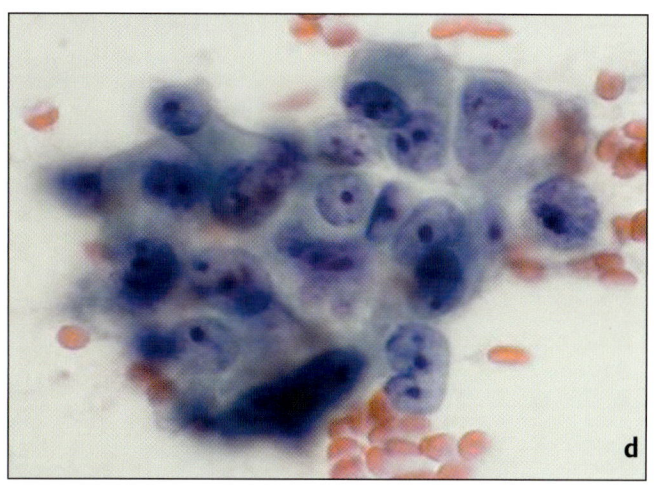

Fig. 10-2. (a-c) Alteração de contorno nuclear. Cromatina irregular. (b) Discreto pleomorfismo e membrana irregular. (c) Acentuado pleomorfismo. (d) Nucléolos destacados. (a, d) Papanicolaou 400×. (b e c) MGG 400×. Nota: a presença de macronucléolo deve ser bem destacada, porque os mesmos são comuns em alterações inflamatórias e lactacionais, principalmente o que pode induzir ao erro.

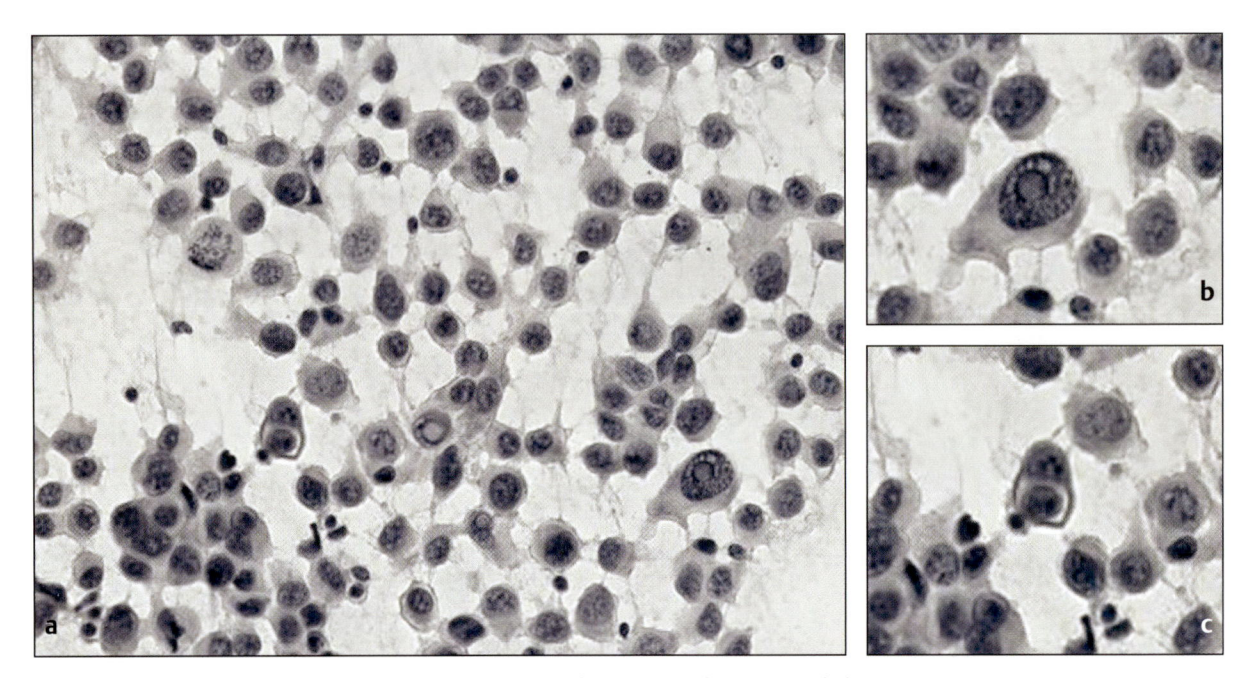

Fig. 10-3. (**a**) Alterações nucleares, com destaque para (**b**) inclusão intranuclear e (**c**) canibalismo.

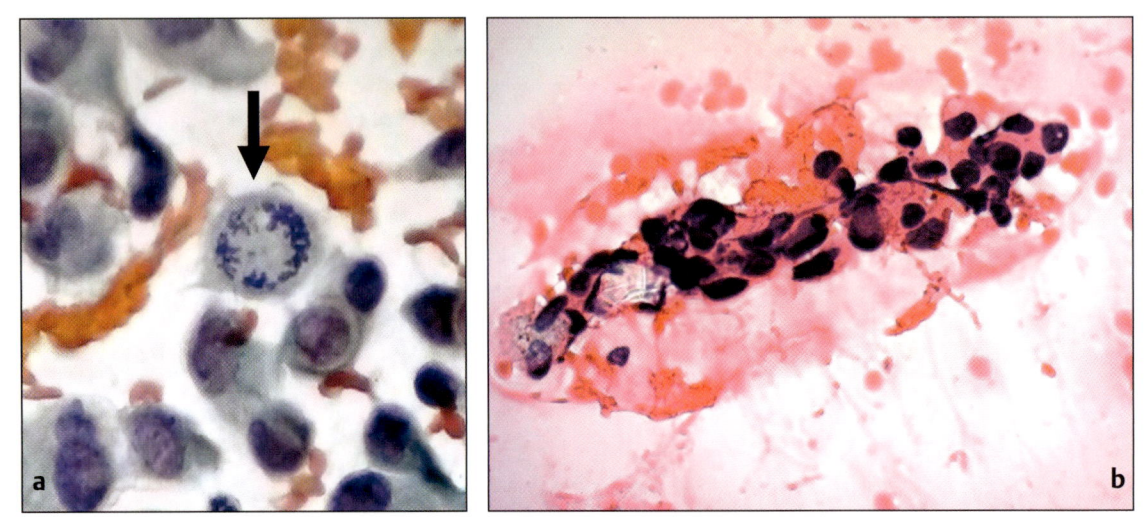

Fig. 10-4. (**a**) Mitose atípica (seta) e (**b**) pleomorfismo celular e nuclear.

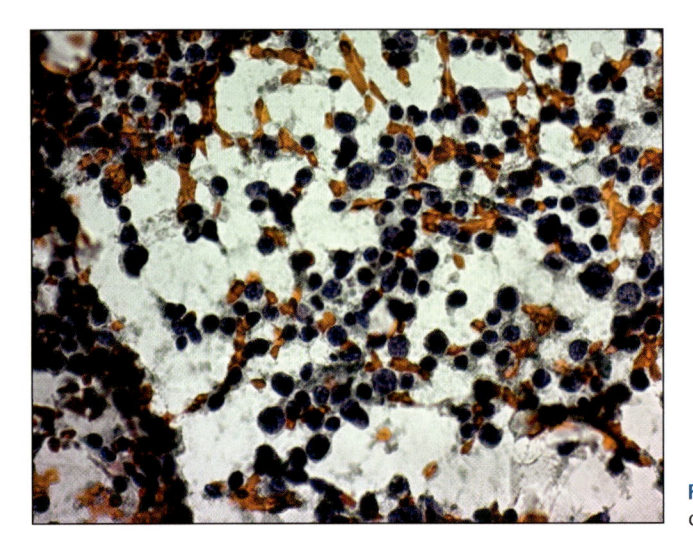

Fig. 10-5. Perda de coesão celular.

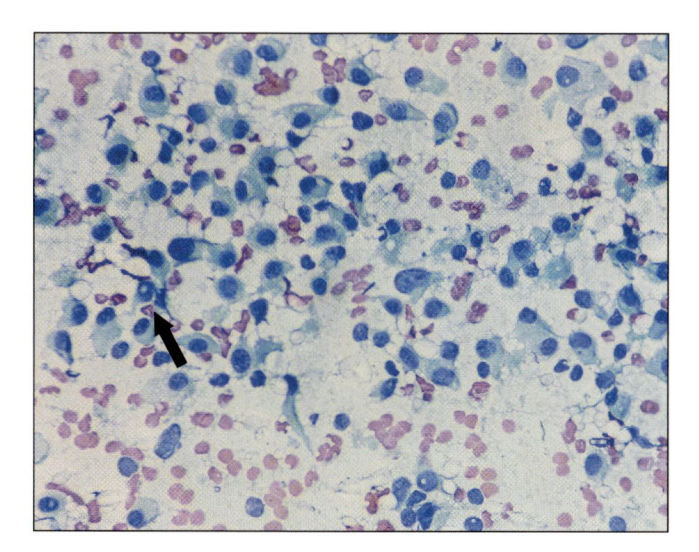

Fig. 10-6. Inclusão intranuclear e perda de coesão.

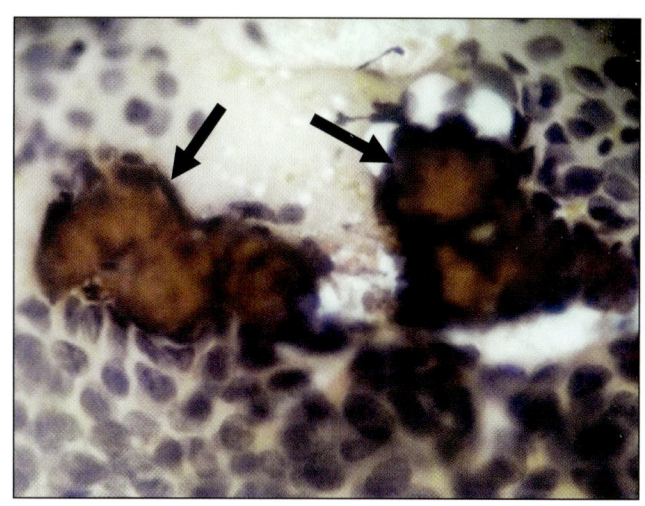

Fig. 10-7. Microcalcificações.

CARCINOMA DUCTAL E LOBULAR: *IN SITU* E INVASIVO

Na citologia mamária, a acurácia para diferenciar lesão *in situ* de "invasiva" é limitada, às vezes impossível, principalmente em lesões iniciais, como o carcinoma ductal de baixo grau e carcinoma lobular *in situ*; hiperplasia ductal atípica de carcinoma ductal *in situ*. Por esta razão recomenda-se a terminologia **neoplasia ductal ou lobular**. Cabe a histopatologia discriminar lesão, seja simplesmente por características morfológicas ou por métodos auxiliares, tal como a imuno-histoquímica.

Carcinoma Ductal

O carcinoma ductal representa aproximadamente 40-75% de todos os carcinomas invasivos, apresentando um amplo espectro de variação, consequentemente recebendo terminologias específicas. As células tumorais podem-se arranjar em estruturas tubulares "cordas", agrupamentos, trabéculas e "filas indianas".

Uma metodologia complementar muito importante e praticamente indispensável para determinar o prognóstico e resposta ao tratamento é a imuno-histoquímica. Para isto utiliza-se a avaliação de reatividade para receptores hormonais (estrógeno e progesterona), o HER-2 (*Human Epitelial Growth Fator Receptor 2*).

Os carcinomas ductais *in situ* (CDIS) podem ter configurações diferentes, reconhecidas como: sólida, cribriforme, papilar ou micropapilar. Além do termo comedo nos tipos de alto grau que apresenta *debris* necrótico, pleomorfismo, perda de polaridade, núcleos de contornos irregulares, cromatina heterogênea, nucléolos proeminentes e, em alguns casos, calcificações.

Citologia do Carcinoma Ductal

Os aspirados contendo representação de carcinoma ductal podem ser identificados e, em alguns casos, é possível sugerir a lesão conforme critérios citomorfológicos observado no Quadro 10-4. Geralmente, encontra-se partículas de microcalcificações, histiócitos espumosos e presença ou ausência de células mioepiteliais. Entretanto, somente o conjunto de diagnósticos da PAAF e mamografia poderá definir a invasão.

Além das alterações celulares e nucleares, destacam-se, em lesões minimamente invasivas e *in situ*, esfregaço com fundo constituído de *debris* necrótico e células neoplásicas isoladas ou em pequenos agrupamentos com perda de polaridade tridimensionais (3D) (Figs. 10-8 e 10-9).

Outro fator importante são as amostras hemorrágicas (hemossiderina), alta celularidade, agrupamentos 3D com células dispostas em agrupamentos papilares ou isoladas, porque além dos tumores primários podem indicar metástases.

No carcinoma ductal invasivo (CDI), os esfregaços são **altamente celulares com eventual fundo necrótico**. É típico encontrar polimorfismo celular e nuclear com variação de volume nuclear de 1,5 a 2× o diâmetro de uma hemácia, amoldamento, núcleo excêntrico (aparência plasmocitoide) e cromatina irregular. Perda da coesividade ou agregados 3D irregulares e com sobreposição nuclear. Ocasionais estruturas tubulares ou acinar, ausência de células mioepiteliais (o que geralmente não acontece nos CDIS) – (Figs. 10-10 a 10-12).

Apesar dos critérios citomorfológicos não permitirem a diferenciação precisa entre CDIS e CDI, verifica-se que, em casos dos extremos das lesões, há diferenças fortes, principalmente do que se refere ao acentuado pleomorfismo e nucléolos proeminentes, entretanto, recomenda-se o diagnóstico pela histopatologia.

Detectar alterações em células ductais é importante porque há riscos de progressão, os quais são motivos de discussão até o momento, mesmo com o advento das análises moleculares há estudos que associam ou não graus de risco de uma lesão benigna (de diversos tipos) evoluírem para maligna, inclusive com metástases. A Figura 10-13 mostra o provável caminho de evolução das lesões mamárias.

Carcinoma Lobular (CL)

Representa aproximadamente 10-15% de todas as lesões malignas da mama e, geralmente, acomete mulheres com idades entre 45 e 55 anos. Esses tumores formam massas palpáveis mal definidas com raros casos de calcificações.

Quadro 10-4. Principais Parâmetros para Diferenciar Carcinoma Ductal de Lobular

Carcinoma Ductal	Carcinoma Lobular
Várias células epiteliais isoladas ou em agrupamentos pouco coesos de células neoplásicas. Espaços nos agrupamentos contendo material metacromático. Pleomorfismo celular	Celularidade moderada constituída de células epiteliais isoladas ou em agrupamentos de pequenas células. Ocasionais células em anel de sinete. Baixo pleomorfismo celular. Arranjo em fila indiana
Perda das células mioepiteliais	Raras células mioepiteliais que podem-se apresentar nas margens de ductos intactos
Citoplasma escasso	Citoplasma escasso. Vacúolos intracitoplasmáticos com inclusão eosinofílica (mucina)
Núcleos geralmente excêntricos com notável anisonucleose (principalmente aumentado de tamanho e acentuado pleomorfismo). Hipercromasia	Discreta atipia com núcleos uniformes e pequenos. Hipercromasia
Membrana nuclear irregular	Membrana preservada
Nucléolos proeminentes	Pequenos ou ausentes nucléolos
Cromatina grosseira e irregular	Cromatina fina
Mitoses típicas e atípicas	Raras mitoses
Raros cristais de cálcio	Ausência de cristais de cálcio
Debris necróticos	Ausência de necrose. Eventuais fragmentos de gordura e estroma
Problemas na diferenciação com: hiperplasia ductal atípica, fibroadenoma e papiloma ou papilomatose	Problemas da diferenciação com: hiperplasia ductal atípica, alterações da gravidez ou lactacionais

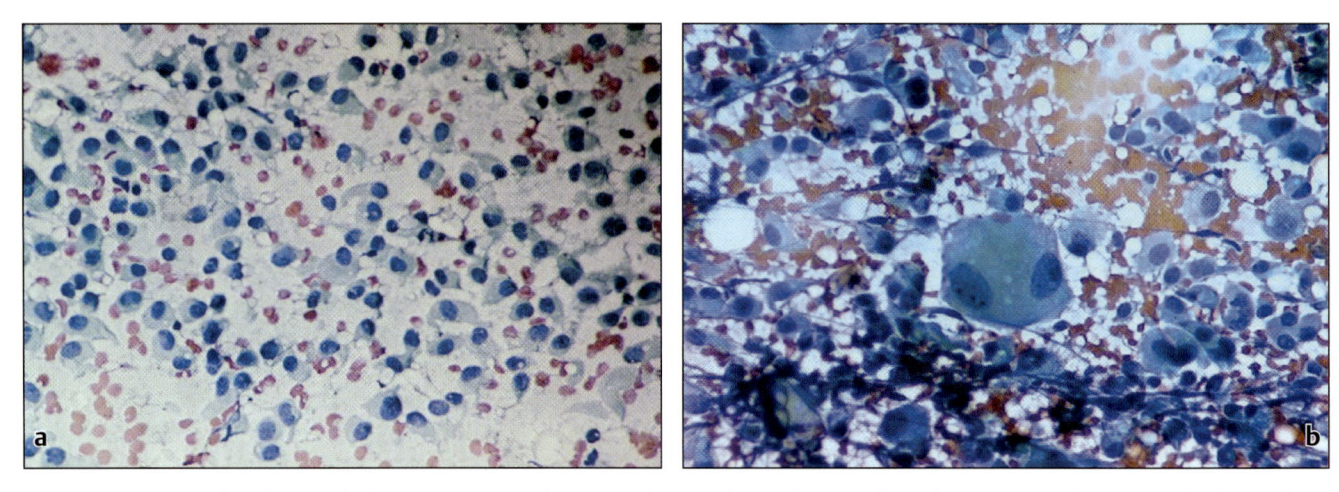

Fig. 10-8. Carcinoma ductal. (**a**) Perda de coesão, anisonucleose com discreto pleomorfismo nuclear e hipercromasia. (**b**) Acentuado pleomorfismo celular e *debris* necrótico.

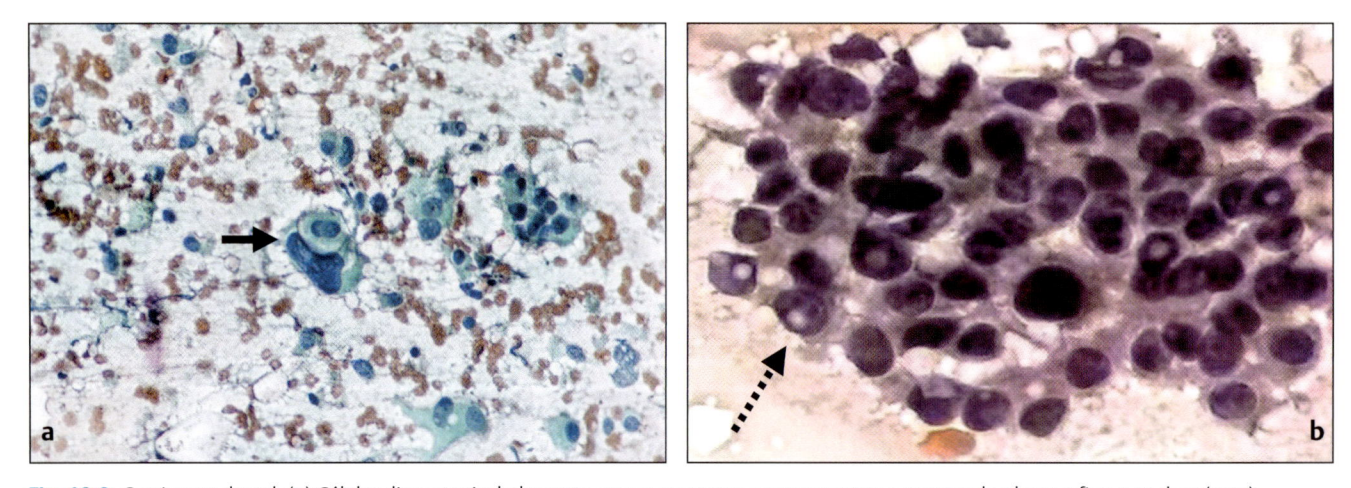

Fig. 10-9. Carcinoma ductal. (**a**) Células dispostas isoladamente ou em pequenos agrupamentos e acentuado pleomorfismo nuclear (seta) (Papanicolaou 100×). (**b**) Inclusões intranucleares (seta pontilhada) (Papanicolaou 200×).

CITOLOGIA DAS LESÕES PRÉ-MALIGNAS E MALIGNAS

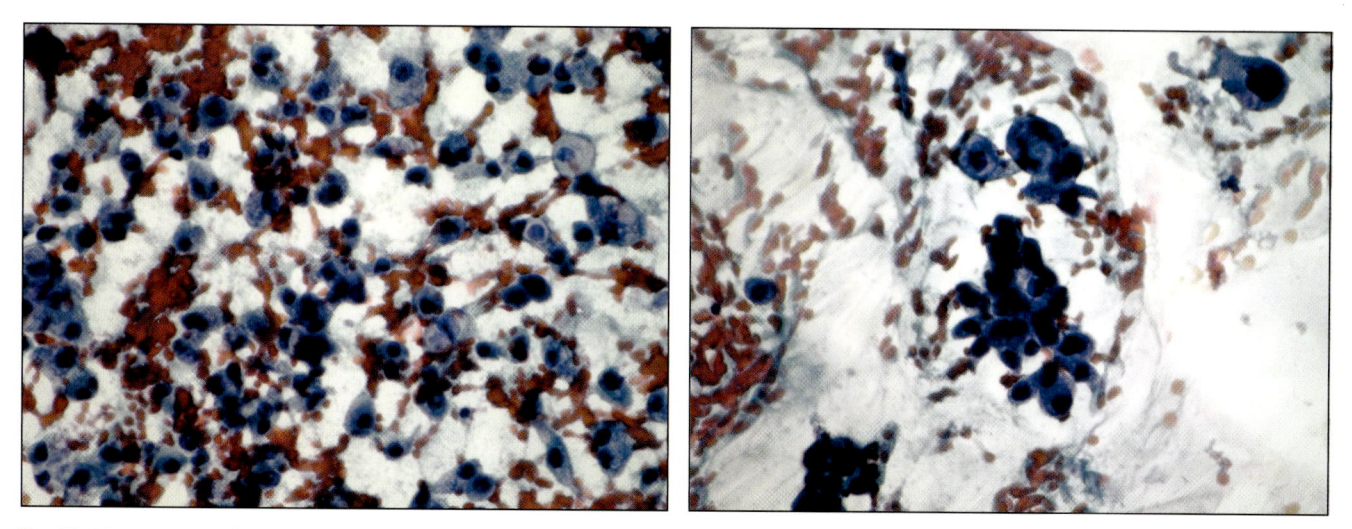

Fig. 10-10. Carcinoma ductal de grau intermediário. Perda de coesão, células dispostas isoladamente ou em pequenos agrupamentos. Núcleos aumentados e pleomórficos (Papanicolaou 400×).

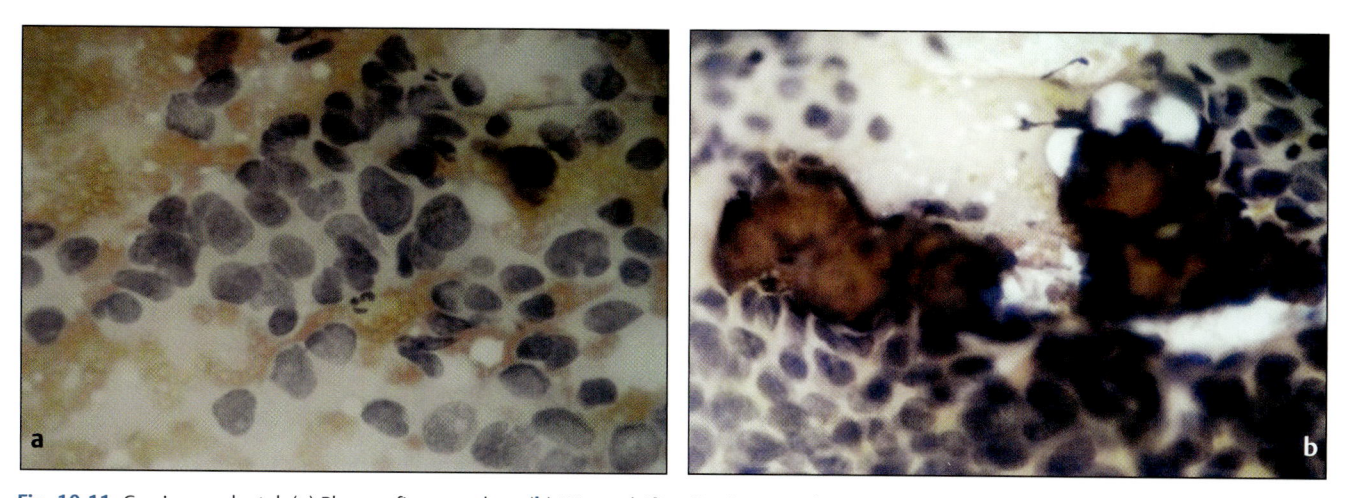

Fig. 10-11. Carcinoma ductal. (**a**) Pleomorfismo nuclear. (**b**) Microcalcificações (Papanicolaou 400×).

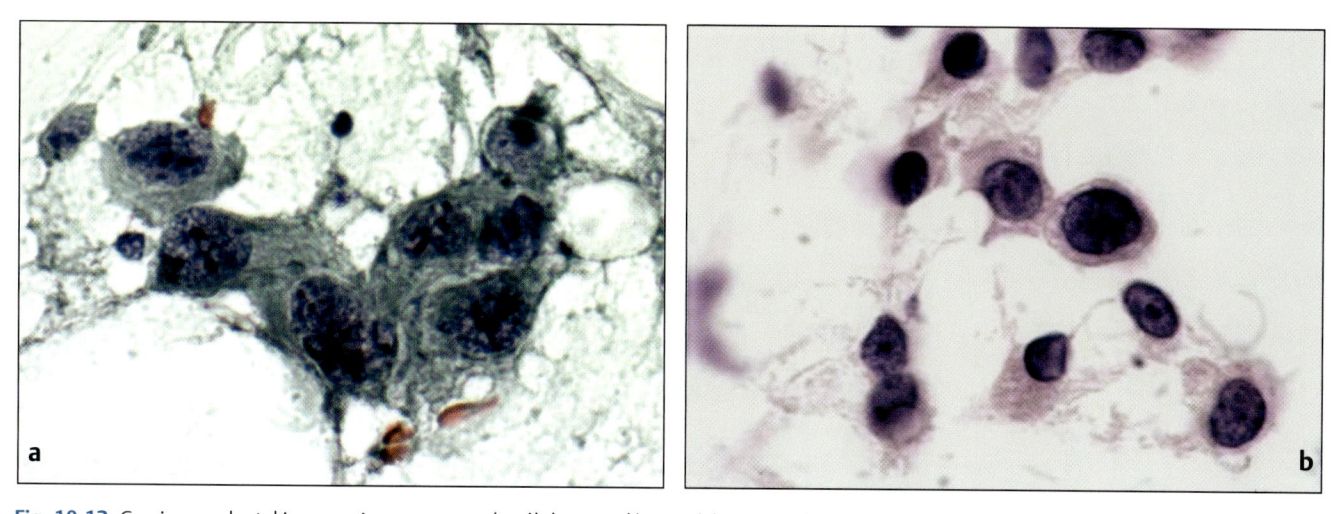

Fig. 10-12. Carcinoma ductal invasor. Agrupamento de células neoplásicas. (**a**) Papanicolaou 200×, (**b**) Panóptico 200×.

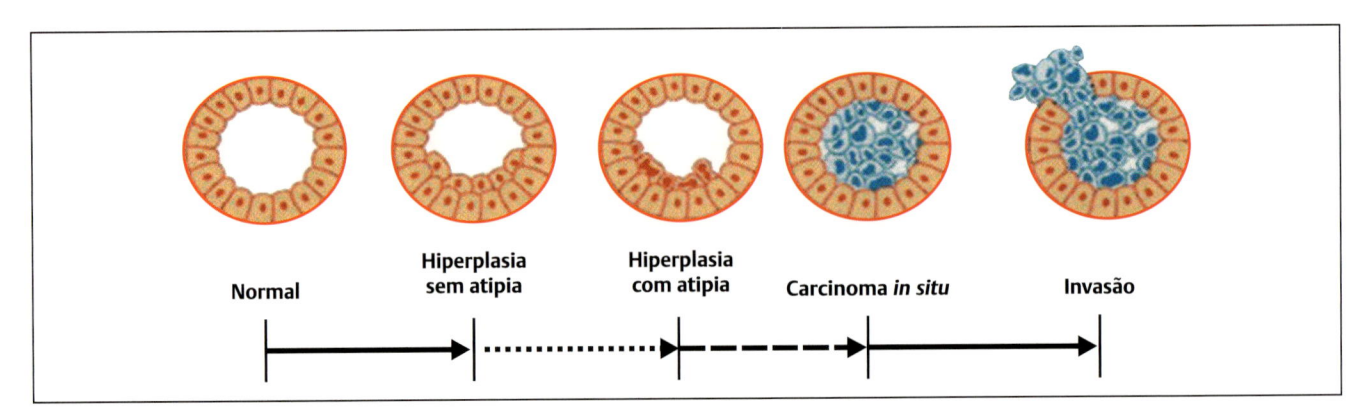

Fig. 10-13. Provável caminho para evolução das lesões ductais. As setas preenchidas representam maior probabilidade, enquanto as tracejadas menor probabilidade.

Trata-se de uma lesão importante de se diferenciar entre *in situ* e invasor em virtude dos procedimentos clínicos diferentes. Entretanto, esse grupo de neoplasias também apresenta grau de dificuldade maior que a diferenciação dos carcinomas ductais. Essa diferenciação demandaria a distinção entre hiperplasia lobular atípica *versus* carcinoma lobular *in situ versus* carcinoma lobular invasor.

Citologia do CL

Citologicamente, o carcinoma lobular, até mesmo o invasivo, é difícil de identificar. As dificuldades entre as lesões iniciais das neoplasias lobulares residem principalmente no monomorfismo celular e nuclear, ou seja, as alterações são muito sutis, além de certa preservação de coesão. Também é possível encontrar grupos celulares denominados de *cells balls* semelhantes aos vistos em ácinos de neoplasia lobular. Os esfregaços geralmente apresentam baixa celularidade, composto por células pequenas (10 a 15µl) e alta relação núcleo/citoplasma. Núcleos redondos ou levemente dismórficos, cromática finamente granular, citoplasma translúcido e pode conter vacúolos (anel de sinete) com conteúdo no centro (aparência targetoide). O citologista tem a necessidade de analisar com detalhamento maior grau de atipia para pensar em invasão, pois as demais características são muito próximas.

Os carcinomas lobulares invasivos em graus mais avançados é que mostram características mais visíveis, como aumento da forma celular, aumento da relação núcleo/citoplasma, aumento de celularidade, tendência a formação de "fila indiana" ou isoladas em maior número, ocasionais "anéis de sinete", mas, principalmente, discreto pleomorfismo nuclear (Figs. 10-14 a 10-17).

As alterações citomorfológicas evoluem gradativamente, não havendo uma linha tênue que seja suficiente para delimitar se a lesão é ou não invasiva, somente em tumores bem avançados, mesmo assim com certa prudência, visto que não só os tumores lobulares, mas vários tumores primários estão associados a uma insignificante atipia nuclear, como carcinoma tubular e lesões de baixo-grau.

O Quadro 10-4 resume os principais parâmetros para diferenciar carcinoma ductal de lobular.

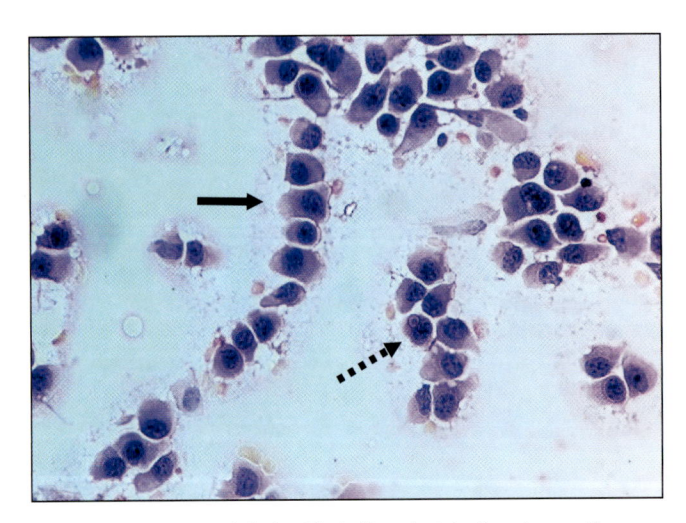

Fig. 10-14. Carcinoma lobular. Fila indiana (seta), discreta coesão e canibalismo (seta pontilhada) (Papanicolaou 200×).

CITOLOGIA DAS LESÕES PRÉ-MALIGNAS E MALIGNAS

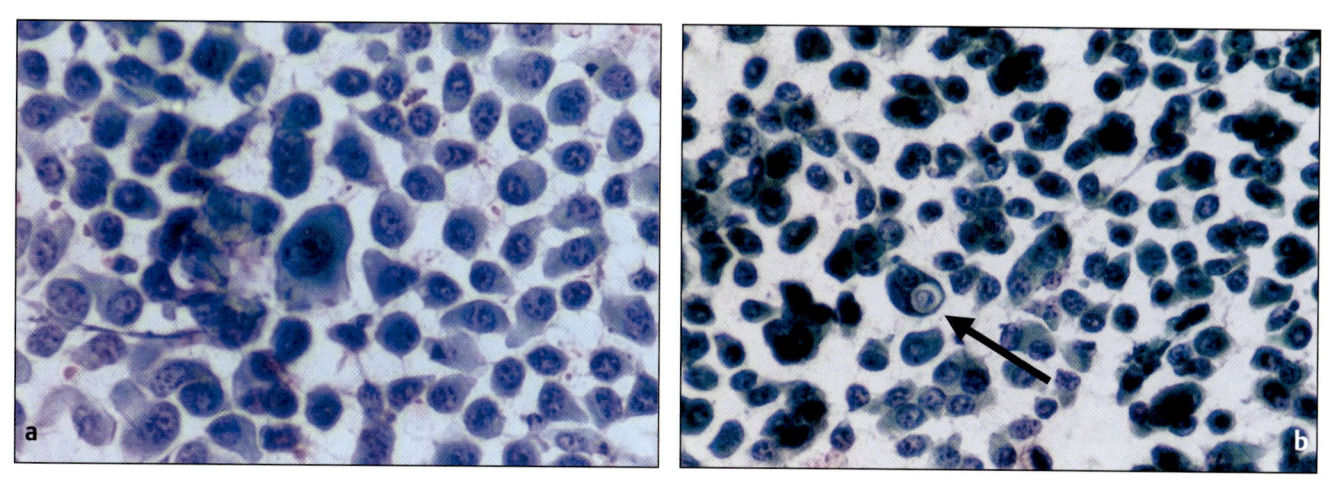

Fig. 10-15. Carcinoma lobular. Perda de coesão, anisonucleose, pleomorfismo celular e nuclear e canibalismo (seta) (Papanicolaou 200×).

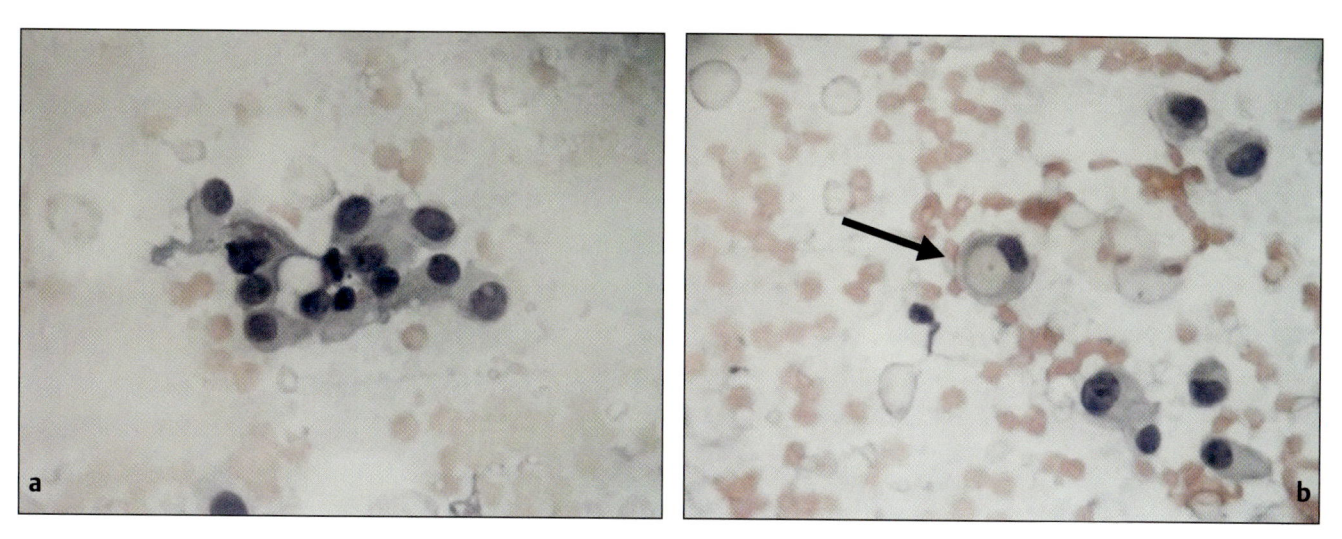

Fig. 10-16. Carcinoma lobular. (**a**) Discreta perda de coesão. (**b**) Perda de coesão e anel de sinete (seta) (Papanicolaou 100×).

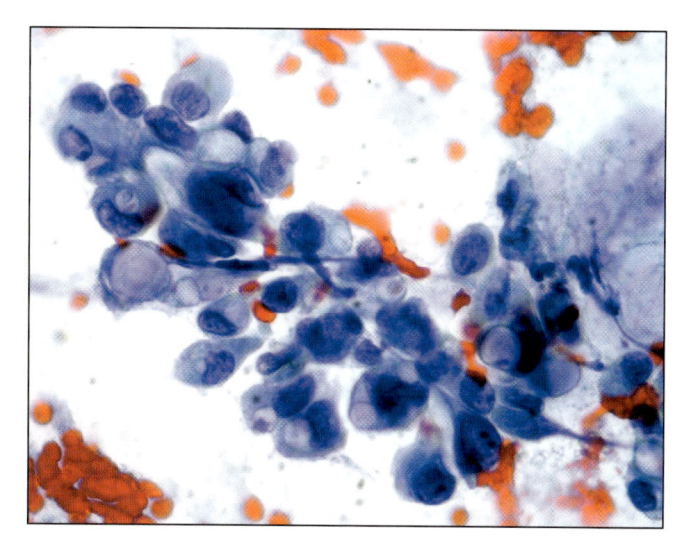

Fig. 10-17. Carcinoma lobular. Anel de sinete e mucina no interior (formação targetoide) (Papanicolaou 400×). *Fonte*: Giarnieri E, 2018.

11 Citologia das Lesões Mamárias Malignas

CARCINOMA PAPILAR

Tumor raro frequentemente encontrado em mulheres pós-menopausadas e de bom prognóstico. Representa cerca de 0,3-2% de todos os cânceres mamários. É um tumor indolente, raramente produz metástase e geralmente é encontrado perto da aréola tornando-se palpável e produzindo descarga papilar. É chamado comumente de carcinoma papilar ou papilífero "encapsulado" ou "intracístico" o qual é definido pela presença do carcinoma papilar dentro de um ducto dilatado cisticamente circundado por uma cápsula fibrosa.

Citologia do Carcinoma Papilar

Conforme mencionado em capítulo anterior, a diferenciação entre papiloma e carcinoma papilar na citologia é muito difícil, às vezes quase impossível, em virtude da sobreposição das características citomorfológicas. Característica como presença de alta celularidade, fragmentos papilares complexos e células intactas atípicas, sugere-se malignidade. Mesmo assim, a prudência deve ser considerada, porque tais alterações não estão restritas a lesões malignas. Adicionalmente, deve-se observar a ausência de células colunares, falta de macrófagos espumosos e hemossiderina em segundo plano, bem como de células mioepiteliais nos aglomerados papilares, além de placas ou papilas tridimensionais coesas e alterações nucleares discretas. Quando presente, a atipia nuclear é um dos fatores fundamentais para conclusão.

O citologista deve ficar atento para não se confundir com alterações fibrocísticas ou fibroadenoma em virtude das projeções digitiformes, bem como o papiloma, o qual apresenta células isoladas simulando núcleos bipolares e macrófagos contendo hemossiderina. Essa distinção é muito importante em decorrência do procedimento pós-citologia, mas até mesmo a *core* biópsia pode garantir benignidade com absoluta certeza (Fig. 11-1). Complementarmente, é possível a distinção por meio da p63 e p53 utilizando a imuno-histoquímica.

Resumidamente e ainda comparando a lesão benigna, os carcinomas papilares apresentam:

- Abundância de material.
- Arranjos 3D esféricos.
- Células colunares isoladas.
- Ausência de núcleos nus bipolares.
- Ausência de metaplasia apócrina.

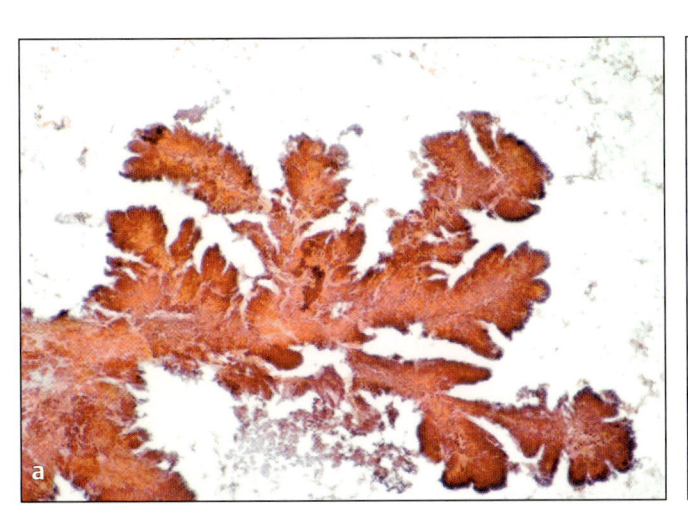

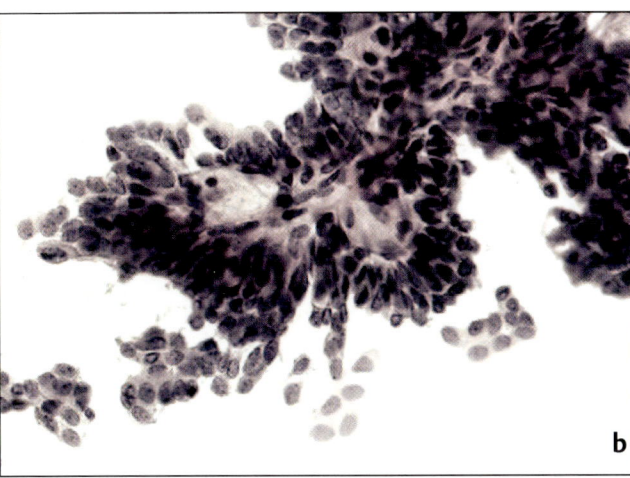

Fig. 11-1. Carcinoma papilar. Fragmento de uma microarquitetura papilar (ramificado) com parte central fibrovascular. Hipercelularidade, células dissociando, variando de tamanho e forma celular, ausência de células mioepiteliais, apesar da presença de núcleos desnudos mimetizando núcleos bipolares (mioepiteliais). *Fonte*: Adaptada de (**a**) Giarnieri E, 2018. (**b**) Pinamonti e Zanconati, 2018.

CARCINOMA TUBULAR

É uma lesão específica que representa aproximadamente 2% de todos os cânceres invasivos. Esse tipo especial de tumor mamário é de difícil diagnóstico em virtude das discretas alterações atípicas e semelhantes características morfológicas com o carcinoma ductal invasivo bem-diferenciado.

Citologia do Carcinoma Tubular

Está caracterizado por celularidade variável, agrupamentos coesos de células epiteliais uniformes com ausência de nucléolos visíveis e bordas em paliçada. A característica principal é a presença de estruturas tubulares, em formato de taça ou acinar. Em menor aumento se assemelha ao fibroadenoma. A diferença se faz em decorrência da estrutura apresentar arranjo 3D com presença de um lúmen central. Não se observa presença de células mioepiteliais, principal informação de distinção entre benigno e maligno, e pleomorfismo nuclear o que leva geralmente ao diagnóstico de suspeito para malignidade (C4), mas há perda de polaridade (Fig. 11-2).

CARCINOMA MUCINOSO

Também conhecido como carcinoma mucossecretor ou coloide, esta lesão acomete aproximadamente 1 a 6% de todos os carcinomas mamários. Geralmente, está presente em mulheres na pós-menopausa. Histologicamente, pode ser classificado conforme o grau de celularidade em variante celular e hipocelular. A variante hipocelular pode apresentar padrão tubular, cribriforme, tipo corda, micropapilar ou desenvolvimento papiliforme, enquanto que a variante celular cresce em ninhos sólidos.

Citologia do Carcinoma Mucinoso

Em punções, a principal característica é a presença abundante de mucina extracelular com aspecto gelatinoso que, ao fixar, assemelha-se a vidro. Dependendo da coloração mudará a tonalidade, em tonalidade azul ou verde por Papanicolaou e magenta quando por Giemsa.

Variável celularidade monomórfica, aspecto plasmocitoide, núcleos pequenos (menos que 2× uma hemácia), membrana nuclear regular, nucléolos discretos ou ausentes. As células estão dispostas isoladamente ou em agrupamentos 3D, ausência de células mioepiteliais ou de núcleos desnudos bipolares. Capilares ramificados podem aparecer destacadamente (Fig. 11-3).

As células individuais estão presentes em quantidade moderada e numerosa e variam também em tamanho (pequenas à médias) com núcleo redondo e frequentemente excêntrico. O pleomorfismo, em geral, é mínimo.

O diagnóstico deve ser suspeitado quando na presença de material mucinoso extracelular acompanhado de células atípicas. Na conclusão dos laudos citológicos, sugere-se utilizar

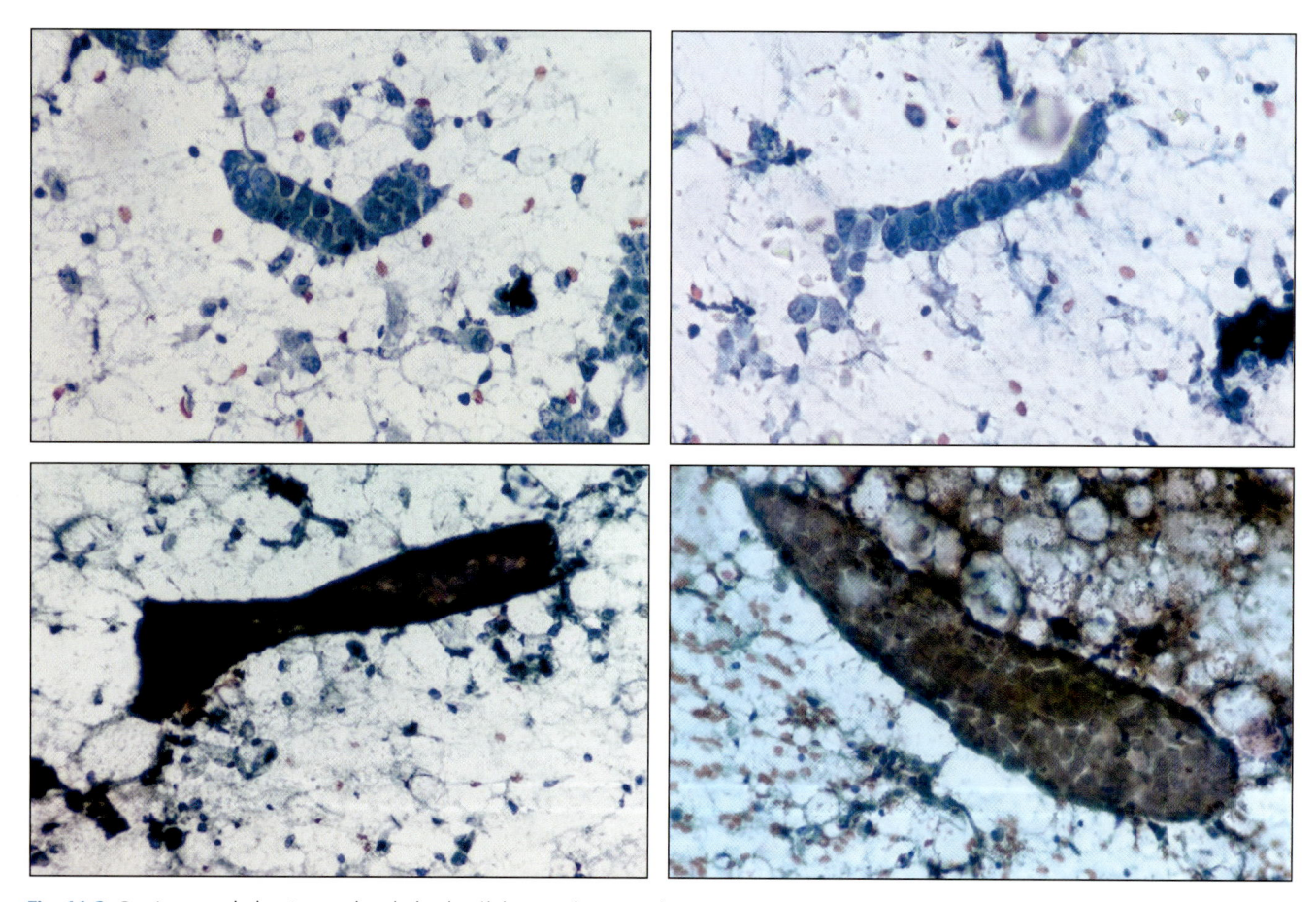

Fig. 11-2. Carcinoma tubular. Agregado tubular de células epiteliais com discreta atipia. Moderada presença de células epiteliais dispostas isoladamente ao fundo do esfregaço e raros núcleos desnudos.

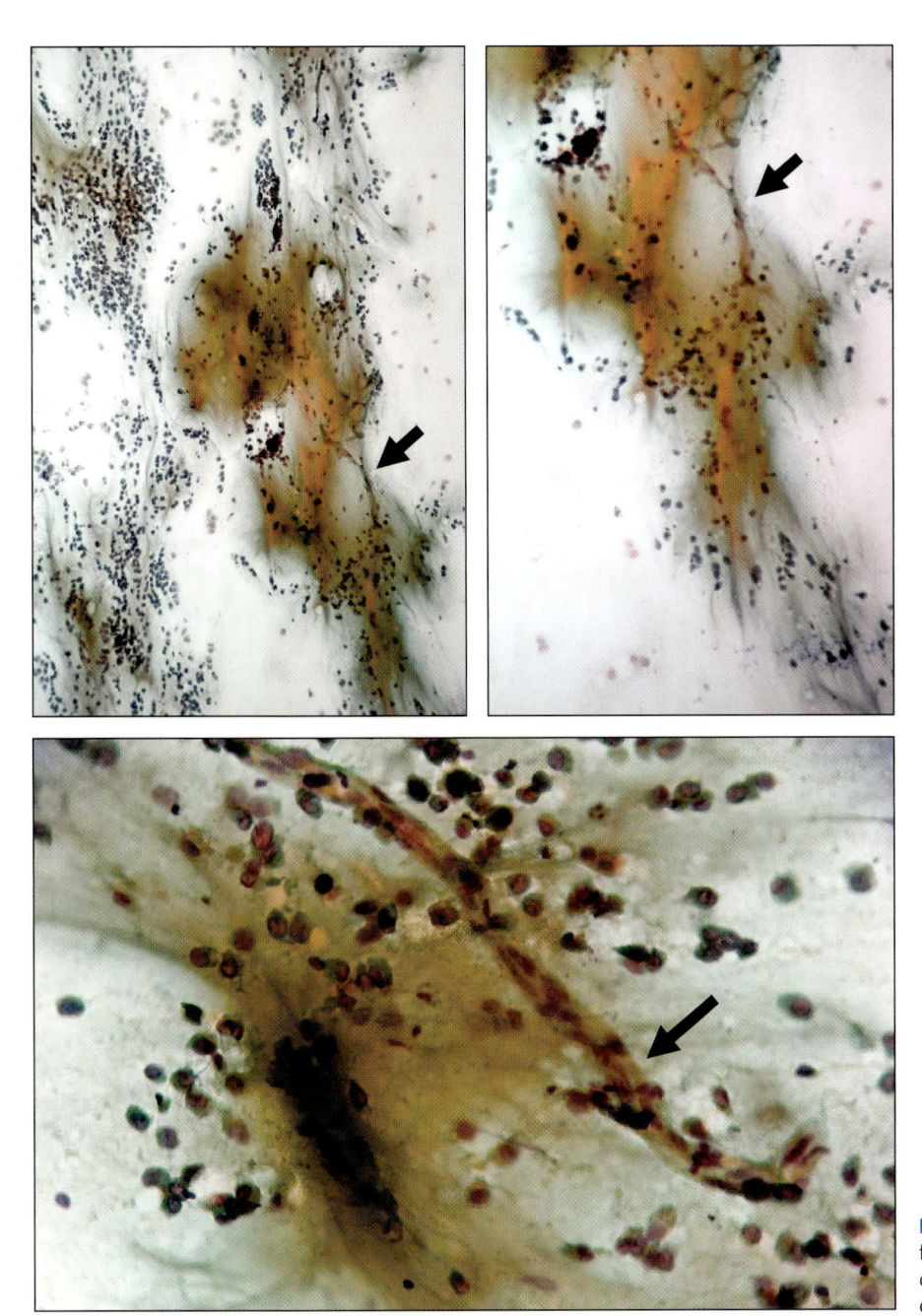

Fig. 11-3. Carcinoma mucinoso. Muco ao fundo (tom em marrom), alta celularidade, células ductais isoladas, atipia nuclear e capilares (seta) (Papanicolaou).

"carcinoma com características de diferenciação mucinosa" em virtude da heterogeneidade da lesão.

CARCINOMA MEDULAR

Tipo raro de carcinoma mamário. Representa cerca de 5% de todos os carcinomas mamários, com maior frequência em mulheres na meia idade, entretanto é possível observar em mulheres jovens também, as quais geralmente têm mutação do gene BRCA1 e fenótipo tipo basal (basal-*like*).

Citologia do Carcinoma Medular

O diagnóstico citológico do carcinoma medular é possível e relativamente fácil de se realizar em virtude das abundantes características. Entretanto, atenção deve ser dada para diferenciar de outras neoplasias agressivas, principalmente de carcinomas ductais decorrentes do tratamento. Os linfomas também podem ser suspeitados, mas a presença de linfócitos pequenos ajuda a excluir esta hipótese. A imunocitoquímica para CD45 e citoqueratinas podem ser auxiliares ao diagnóstico. Além disso, deve-se observar as metástases.

As amostras de punção são hipercelulares com células soltas ou em arranjos sinciciais, ausência de agregados tubulares ou acinares (o crescimento do tumor é sincicial), células epiteliais atípicas (grandes, acentuado pleomorfismo) e inflamatórias crônicas (abundantes linfócitos pequenos e plasmócitos) e fundo é necrótico e "sujo". Núcleos pleomórficos, bi ou multinucleação, macronucléolo, ocasionais figuras mitóticas. O citoplasma é homogêneo, granular e pobremente delimitado.

Em algumas ocasiões, é possível observar tecido linfoide predominante, poucos e pequenos grupos de células epiteliais atípicas ou o núcleo pode aparecer desnudo. Portanto, citologicamente, o diagnóstico diferencial inclui carcinoma pobremente diferenciado com infiltrado inflamatório, os quais são compostos de células pleomórficas em arranjo 3D (Fig. 11-4).

No Quadro 11-1, estão sumarizadas as principais alterações dos carcinomas tubular, mucossecretor e medular de forma comparativa, e, na Figura 11-6, é possível acompanhar a progressão das lesões, bem como as respectivas características citomorfológicas. Observar que a variação e consistência das setas representam a probabilidade de evolução das lesões.

CARCINOMA APÓCRINO

Subtipo raro de câncer mamário com dificuldade de diagnóstico em decorrência da semelhança com a lesão apócrina benigna, inclusive os aspectos clínicos e radiológicos não são

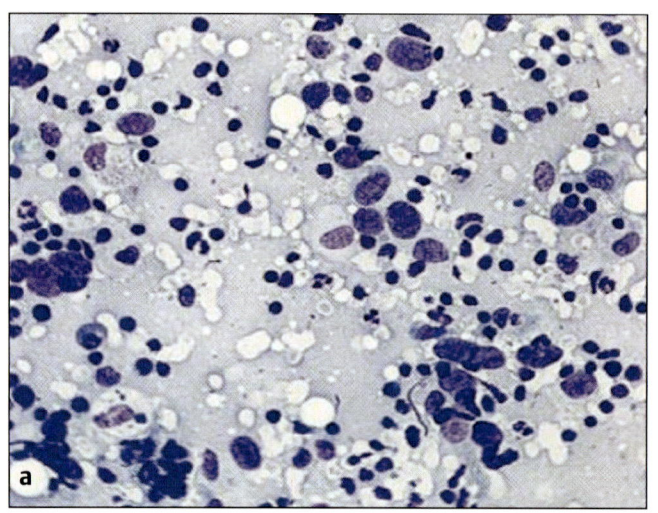

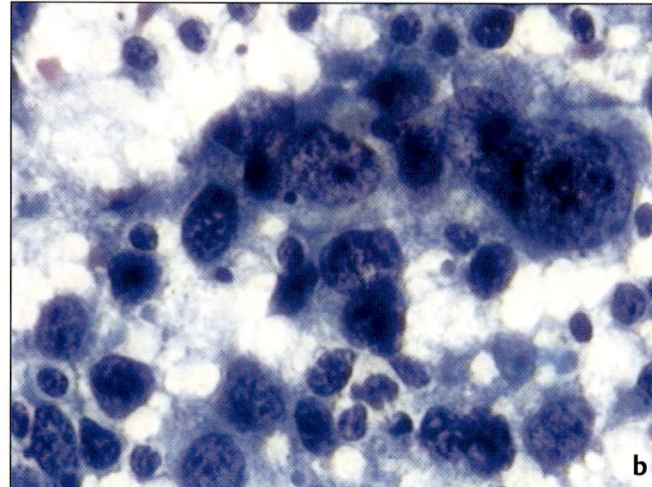

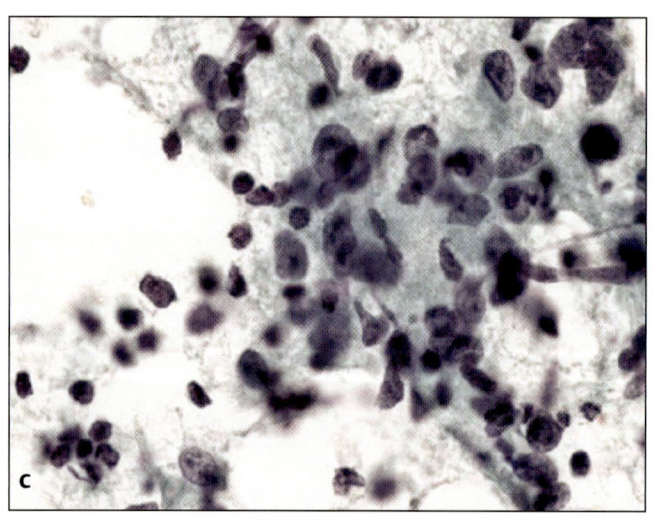

Fig. 11-4. Carcinoma medular. (**a**, **b**) Núcleos pleomórficos, vários linfócitos, fundo sujo e ausência de estruturas acinares e tubulares (Panóptico e MGG). (**c**) Arranjo sincicial, bordas citoplasmáticas indefinidas, hipercromasia e pleomorfismo nuclear. Nucléolo proeminente com linfócitos ao fundo (Papanicolaou). *Fonte:* Adaptada de: (**a**) Rosai and Ackerman's, 2004; (**b**) Conganat, 2018; (**c**) Spieler e Rössle, 2012.

Quadro 11-1. Sumário Citológico Comparativo entre as Lesões Tubular, Mucossecretora e Medular

Carcinoma tubular	Carcinoma mucossecretor (coloide)	Carcinoma medular
Variabilidade celular. Folhetos de células epiteliais uniformes com limites nítidos em paliçada. Agrupamentos tridimensionais em forma tubular	Aspirados gelatinosos. Células geralmente pequenas, pequenos agrupamentos pouco coesos	Notável celularidade. Agrupamentos sinciciais e tridimensionais de células epiteliais
Discreta atipia nuclear (aumento). Nucléolos visíveis	Atipia nuclear	Intensa atipia nuclear, nucleolar e de padrão de cromatina. Núcleos desnudos bizarros. Multinucleação. Figuras de mitose
Poucos critérios de malignidade, discreta atipia celular. Discreto pleomorfismo. Vacúolos citoplasmáticos	Discreto pleomorfismo celular Ocasionais anéis de sinete	Acentuado pleomorfismo celular. Células grandes. Citoplasma escasso
Esboça túbulos rudimentares	Abundante secreção mucoide ao fundo ou no interior de vacúolos citoplasmáticos. A coloração por May-Grünwald-Giemsa destaca a mucina. Raros vasos sanguíneos	Eventuais células gigantes multinucleadas. Linfócitos e plasmócitos. Necrose
Problemas na diferenciação com: fibroadenoma e adenose	As células podem ser confundidas com ductais benignas. Problemas na diferenciação com: mucocele, carcinoma cístico adenoide e fibroadenoma	O laudo deverá descrever as características celulares e sugerir a possibilidade de carcinoma medular

diferentes do carcinoma ductal invasivo. Entretanto, a citologia pode ser útil na diferenciação.

Citologia do Carcinoma Apócrino

Hipercelularidade, células dispersas, perda de coesividade, citoplasma abundante e granular eosinofílico. Núcleos atípicos redondos, ovais ou pleomórficos (lesões mais avançadas), frequentemente excêntricos, sobreposição nuclear. Ocasionais figuras de mitose, cromatina dispersa com destacados nucléolos, eventuais ou ausência de células mioepiteliais e necrose com esfregaço de fundo "sujo" (Fig. 11-5).

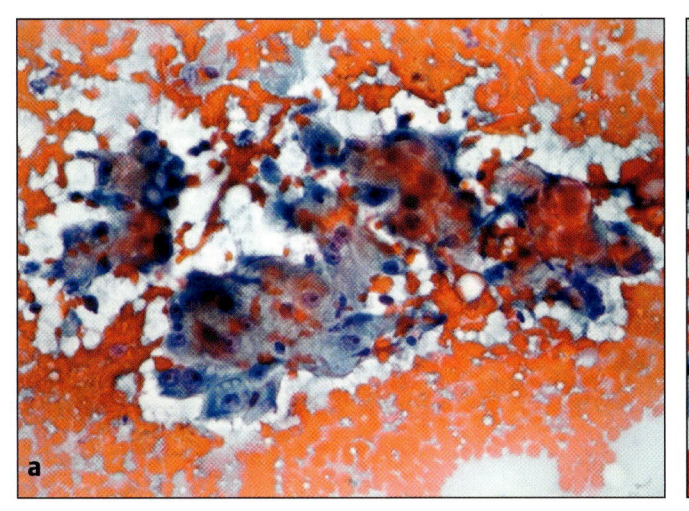

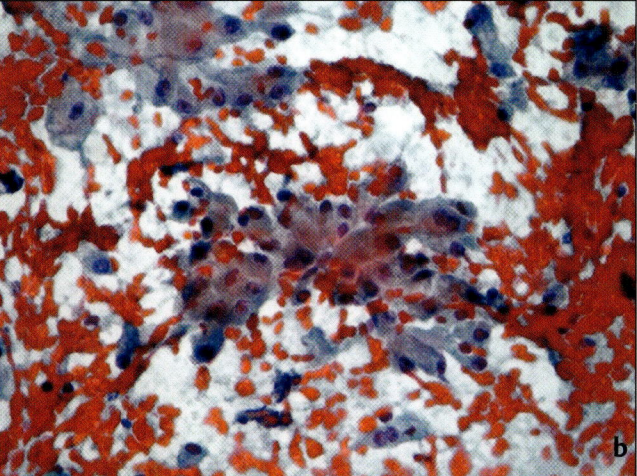

Fig. 11-5. (a) Carcinoma mamário com diferenciação apócrina. Agrupamentos irregulares de células neoplásicas com núcleos pleomórficos e nucléolos proeminentes. (b) Carcinoma apócrino (Papanicolaou, aumento médio). *Fonte*: Adaptada de Giarnieri E, 2018.

Fibroadenoma
Tumor *Phyllodes*
Alterações fibrocísticas

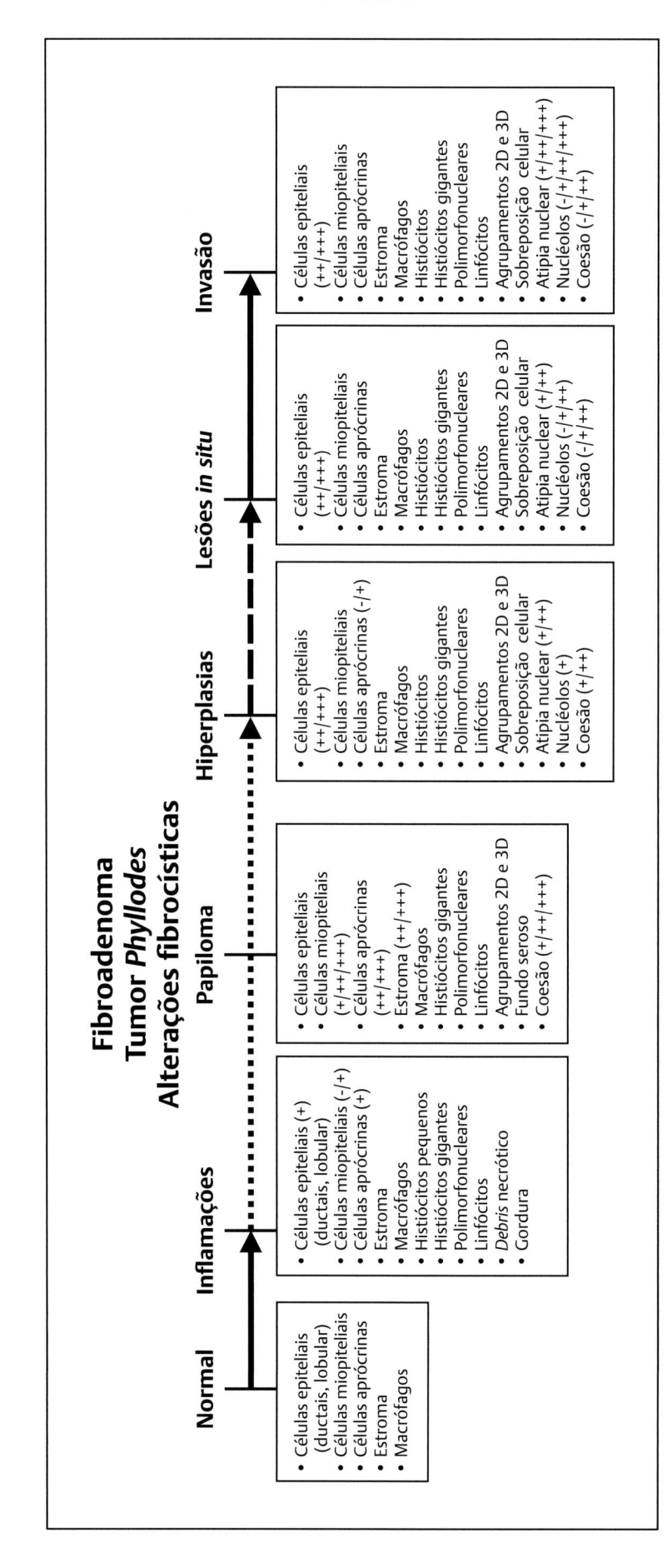

Normal	Inflamações	Papiloma	Hiperplasias	Lesões *in situ*	Invasão
• Células epiteliais (ductais, lobular) • Células miopiteliais • Células aprócrinas • Estroma • Macrófagos	• Células epiteliais (+) (ductais, lobular) • Células miopiteliais (-/+) • Células aprócrinas (+) • Estroma • Macrófagos • Histiócitos pequenos • Histiócitos gigantes • Polimorfonucleares • Linfócitos • *Debris* necrótico • Gordura	• Células epiteliais • Células miopiteliais (+/++/+++) • Células aprócrinas (++/+++) • Estroma (++/+++) • Macrófagos • Histiócitos gigantes • Polimorfonucleares • Linfócitos • Agrupamentos 2D e 3D • Fundo seroso • Coesão (+/++/+++)	• Células epiteliais (++/+++) • Células miopiteliais • Células aprócrinas (-/+) • Estroma • Macrófagos • Histiócitos gigantes • Polimorfonucleares • Linfócitos • Agrupamentos 2D e 3D • Sobreposição celular (+/++) • Atipia nuclear (+/++) • Nucléolos (-/+/++) • Coesão (+/++)	• Células epiteliais (++/+++) • Células miopiteliais • Células aprócrinas • Estroma • Macrófagos • Histiócitos • Histiócitos gigantes • Polimorfonucleares • Linfócitos • Agrupamentos 2D e 3D • Sobreposição celular (+/++) • Atipia nuclear (+/++) • Nucléolos (-/+/++) • Coesão (-/+/++)	• Células epiteliais (++/+++) • Células miopiteliais • Células aprócrinas • Estroma • Macrófagos • Histiócitos • Histiócitos gigantes • Polimorfonucleares • Linfócitos • Agrupamentos 2D e 3D • Sobreposição celular • Atipia nuclear (+/++/+++) • Nucléolos (-/+/++/+++) • Coesão (-/+/++)

Fig. 11-6. Sumário das principais características citomorfológicas nas lesões mamárias.

12 Elaboração de Laudos em Citologia Mamária

DESCRIÇÃO CITOLÓGICA DAS CONCLUSÕES

Várias foram as tentativas de padronização da nomenclatura das alterações e lesões mamárias palpáveis e não palpáveis. Entretanto, faltam critérios mais específicos para que isso se torne realidade. Assim sendo, alguns países utilizam a classificação com os seguintes tópicos:

- Insatisfatório (amostra inadequada).
- Benigno.
- Atípico/indeterminado.
- Suspeito/indeterminado.
- Suspeito/provavelmente maligno.
- Maligno.

Essa classificação é padrão nos Estados Unidos. Contudo, no Brasil, o INCA (Instituto Nacional do Câncer), recomenda a elaboração de laudos reconhecendo o padrão citomorfológico do esfregaço, classificando-os em cinco categorias:

1. Padrão citopatológico benigno – negativo para malignidade.
2. Padrão citopatológico maligno – positivo para malignidade.
3. Padrão citopatológico suspeito para malignidade.
4. Padrão citopatológico de malignidade indeterminada
5. Amostra insatisfatória (características não diagnósticas).

Visando padronizar nossa leitura, proponho adotar a nomenclatura muito utilizada na Europa, ou seja:

- C1: insatisfatório.
- C2: benigno.
- C3: indeterminado, provavelmente benigno.
- C4: suspeito para malignidade.
- C5: maligno.

Contudo, vale ressaltar que o princípio da citologia mamária é reconhecer se o padrão citopatológico é benigno ou maligno, e, quando possível, diferenciar a lesão.

De maneira geral, as interpretações dos esquemas de conclusão são as mesmas, com alguns detalhes adicionais. Os significados são:

- *Amostras inadequadas (insatisfatórias):* utilizada nos casos onde o diagnóstico é difícil em consequência de amostras inapropriadas ou em inadequado número de células. O número de "insatisfatórios" em uma rotina não deve exceder 10% do total. Isso deve estar relacionado ao método de punção ou processamento das amostras. Entretanto, os casos insatisfatórios podem esconder lesões malignas quando posteriormente na análise histológica conforme afirmam alguns estudos.
São motivos de insatisfatório: hemorragia, inflamação, acelularidade, má fixação, coloração inadequada, material necrótico entre outros. Vale ressaltar que não se deve forçar a descrição microscópica, isso pode levar ao erro.
- *Normal ou benigno (negativo para células neoplásicas):* apesar de não se fazer punção em mama normal a categoria "Normal" pode ser considerada em virtude das áreas normais em volta ao tumor que podem ser puncionadas.
A classe "Benigno" deverá ser utilizada para descrever alterações mamárias sem sinais de neoplasia, como exemplo as lesões inflamatórias (mastites, necrose gordurosa, abscesso subareolar etc.), algumas alterações fibrocísticas, fibroadenomas e papilomas.
- *Atipia indeterminada ou indeterminado, provavelmente benigno:* essa categoria refere-se aos casos nos quais é difícil a determinação citológica benigna ou maligna. Inclui lesões papilares, hiperplasia epitelial, fibroadenoma complexo etc. Essas lesões são difíceis até para histologia. Essa classificação não deve exceder 10% de todos os casos da rotina. Deve ser adicionada outra metodologia diagnóstica.
- *Suspeito para malignidade:* é utilizado quando há marcantes indícios de malignidade, mas os critérios não estão evidentes, por exemplo, na escassez de material, no obscurecimento pela hemorragia ou abundante exsudato inflamatório; nas suspeitas de carcinoma ductal *in situ*, carcinoma lobular

invasivo, sarcoma etc.; lesões com poucas características de atipia.

- *Citologia positiva para malignidade (presença de células neoplásicas):* é utilizado na certeza dos critérios de malignidade, e o tipo de lesão deve ser descrito. Incluem-se os carcinomas de mama primário ou metastático, tumores malignos não epiteliais etc.

Tsuchiya *et al.* (2009), após análises de 3.439 casos, recomendam que o percentual de amostras inadequadas não deve exceder representar até 10% de todos os casos. De indeterminados 10% de todos os casos. 90% ou mais dos casos "suspeitos para malignidade" provavelmente devem ser diagnosticados como "maligno" em uma análise histológica subsequente.

COMO MONTAR O LAUDO CITOLÓGICO

O laudo citológico de mama, assim como os demais, deve ser objetivo e ao mesmo tempo descrever detalhes considerados importantes, haja vista que a especificidade da lesão nem sempre é possível estabelecer.

Para o corpo do laudo são necessárias as seguintes informações:

Identificação do paciente	Nome, idade, data da coleta, convênio, data de entrega e solicitante
Tipo de amostra	P. ex., descarga papilar de mama esquerda/punção aspirativa de mama direita
Tipo de citologia	Convencional ou em meio/base líquida
Descrição da amostra	Citar se amostra foi colhida ou recebida no laboratório de citologia. A forma de acondicionamento da amostra (em seringa, lâminas (quantas), tubos, em álcool ou fixada a seco). Se líquido (cistos, por exemplo), verificar as características macroscópicas (cor, aspecto, turbidez presença de coágulo, quando possível)
Adequabilidade da amostra	Amostra satisfatória para interpretação. Amostra insatisfatória para interpretação. Citar o motivo
Avaliação microscópica	Células presentes, agrupamentos e suas características. Células não epiteliais (hemácias, leucócitos, macrófagos etc.), cristais, muco. Atipias celulares
Conclusão (5 categorias)	C1: insatisfatório C2: benigno (negativo para células neoplásicas) C3: indeterminado, provavelmente benigno C4: suspeito para malignidade C5: maligno ou citologia positiva para malignidade. Quando possível, indicar ou estimar o tipo de lesão (caracterização histológica)
Observações	Espaço livre para sugerir metodologias adicionais, informar sobre as dificuldades de leitura da amostra. Solicitar novas amostras entre outros

Exemplo de um laudo:

Identificação do paciente	MJS, 55 anos Data da coleta: 21/09/20XX Convênio: Saúde Solicitante: Dr. FAGS
Tipo de amostra	Punção aspirativa de nódulo na mama esquerda
Tipo de citologia	Convencional
Descrição da amostra	Recebidas no laboratório 5 (cinco) lâminas fixadas em álcool e identificadas como punção de nódulo mamário esquerdo
Adequabilidade da amostra	Amostra satisfatória para interpretação
Avaliação microscópica	Abundante celularidade composta de células epiteliais atípicas dispostas em pequenos agrupamentos e predominantemente isoladas acompanhadas de hemácias e raros linfócitos
Conclusão (5 categorias)	C5: Maligno (carcinoma ductal)
Observações	Não se aplica

É importante lembrar que o laudo citológico pode ser flexível, conforme as necessidades e, atualmente, não existe um sistema específico para seguir.

ÍNDICE CITOLÓGICO MASOOD

Na tentativa de padronizar as categorizações diagnósticas na citologia mamária, Shahla Masood criou o Índice Citológico Masood – Sistema para classificação das lesões mamárias em material de PAAF - Massod S, Frykberg ER, McLellam GL *et al. Prospective evaluation of radiologically detected fine need aspiration biopsy of nonpalpable breast lesions, Cancer* 1990;66(7):1482, o qual se baseia em um escore conforme as características citológicas do esfregaço: arranjo celular, pleomorfismo celular, presença de células mioepiteliais, anisonucleose, nucléolo e disposição de cromatina (Quadro 12-1).

Conclusão baseada nos escores:

1. Alterações mamárias não proliferativas (alterações fibrocísticas): escore de 6 a 10.
2. Doença mamária proliferativa sem atipia: escore de 11-14.
3. Doença mamária proliferativa com atipia (hiperplasia atípica): escore de 15-18.
4. Carcinoma *in situ*: escore de 19 a 24.

Esse índice é recomendado principalmente para diferenciar a hiperplasia da neoplasia. Porém, não é muito utilizado ou reconhecido em algumas regiões.

Por fim, deve-se ter prudência para não sugerir avaliações adicionais desnecessárias ou causar problemas entre o clínico e o paciente. Utilizar em casos estritamente necessários, complementares ou adicionais a conclusão.

Quadro 12-1. Sistema de Graduação e Critérios Citológicos para Punções Aspirativas da Shahla Masood

Arranjo Celular	Pleomorfismo celular	Células mioepiteliais	Anisonucleose	Nucléolo	Cromatina aglutinada	Escore
Monocamada	Ausente	Muitas	Ausente	Ausente	Ausente	1
Sobreposição celular	Leve	Moderada	Leve	Micronucléolo	Rara	2
Agrupamento	Moderado	Poucos	Moderada	Micro e/ou macronucléolo	Ocasional	3
Perda de coesão	Notável	Ausente	Notável	Predominantemente micronucléolos	Frequente	4

SISTEMA YOKOHAMA

Recentemente, a *International Academy of Cytology* (IAC) montou uma equipe especializada composta de citopatologistas, patologistas cirúrgicos, radiologistas, cirurgiões e oncologistas, visando iniciar um processo de elaboração da padronização para PAAF mamária, incluindo diretrizes para a citologia da PAAF em aleitamento materno, as técnicas de PAAF, manejo de esfregaços e manuseio de material; criação de um sistema padronizado de relatórios, incluindo requisitos de relatórios, termos e categorias descritivos definidos e relatórios estruturados com listas de verificação e formatos; exames complementares de diagnóstico e prognóstico; e algoritmos de gerenciamento sugeridos. Os esboços de relatórios estruturados foram apresentados e discutidos no Congresso Internacional de Citologia em Yokohama, em maio de 2016; Congresso Europeu de Citologia em Liverpool, em outubro de 2016 e no Encontro da Sociedade Americana de Citologia, em novembro de 2016.

Entre os pontos discutidos, deu-se muita atenção à questão da PAAF, ou seja, a adequabilidade, qualidade das amostras e a comunicação com o citologista. Além do mais, enfatizou o treinamento adequado ao radiologista como sendo um dos principais pontos, isto porque em vários países há carência ou falta de treinamentos especializados, os quais simulam ou discutem profundamente os pontos que podem interferir na obtenção das amostras ideais, como acontece no sangramento, coagulação e dessecamento.

Associados aos problemas da execução das punções, há problemas analíticos também, conforme já foi discutido em capítulos anteriores deste livro, particularmente citologistas precariamente treinados e/ou inexperientes. As variações citomorfológicas são tênues em alguns casos. Sabe-se que nem sempre a alta celularidade e falta de coesão indicam diretamente malignidade. Que lesões proliferativas, carcinomas *in situ* e carcinomas invasivos podem apresentar características sobrepostas, tornando a distinção uma tarefa muito difícil.

Assim, a IAC tem promovido fóruns virtuais para discutir as fases pré-analítica, analítica e pós-analítica, com objetivo de encontrar consenso e produzir algoritmos para melhor gerenciamento de pacientes, o que também resultará no aumento da demanda da PAAF pelos clínicos, diferenciando do uso desnecessário *core* biópsia.

Preconiza-se que o laudo ou relatório deve apresentar um formato claro, de fácil compreensão para o clínico. A chave para isso é um relatório claro e descritivo usando terminologia padronizada, com a adição de uma categoria para auxiliar na garantia da qualidade e na pesquisa. Um sistema de categorização de 5 níveis é amplamente usado em Yokohama:

- Categoria 1: material insuficiente.
- Categoria 2: benigno.
- Categoria 3: atípico, provavelmente benigno.
- Categoria 4: carcinoma suspeito, provavelmente *in situ* ou invasivo.
- Categoria 5: maligno.

A categorização citológica utilizada em Yokohama é a mesma adotado neste livro. Entretanto, chamo atenção para Categoria 4, que descreve "Carcinoma suspeito, provavelmente *in situ* ou invasivo", diferente do nosso – "C4: Suspeito para malignidade". Mas é justamente essa categoria a mais discutida e de difícil consenso. São necessários debates para padronizar melhor os critérios e diminuir a sobreposição, seja utilizando características microscópicas em menor ou maior aumento.

O relatório de citologia da PAAF deve ser confeccionado utilizando o conjunto de achados citomorfológico, clínico e de imagem, gerando a abordagem de "teste triplo", que produz valores preditivos positivos e negativos altos e fornece a base para as decisões de gerenciamento de pacientes. O *Breast Group* da IAC estabelece as melhores práticas de manejo de ambas as categorias da doença, ou seja, quando utilizar *core* biópsia, patologia cirúrgica e opções de manejo.

Na PAAF de mama, deve haver um mínimo requisito ou um "conjunto mínimo de dados" dentro do relatório, os quais sugere-se incluir pelo menos:

1. Uma declaração sobre se a lesão é completamente benigna, tal como: "nenhuma célula maligna vista".
2. Uma declaração de celularidade, que de certa forma é uma medida da adequação do material. Isso vai precisar discussão sobre a definição de adequação, e a adequação do material sem epitélio, como conteúdo de cisto.
3. Uma descrição citológica incluindo qualquer critério de diagnóstico ou lista de verificação de recursos e uma breve discussão sobre as características que suportam vários diagnósticos possíveis.
4. Uma conclusão ou resumo com uma descrição padronizada do diagnóstico da lesão que deve ser tão específico quanto possível, ou um diagnóstico diferencial ponderado, caso o diagnóstico específico não seja possível.
5. Um código ou categoria pode ser colocado no corpo do relatório, mas não na conclusão.

O sistema de relatórios do IAC tenta definir critérios específicos, conjuntos de critérios ou pelo menos cenários nos quais a atipia é o diagnóstico apropriado. Estes poderiam incluir:

1. Hiperplasia epitelial com dispersão acentuada, frequentemente de células colunares, mas atipia nuclear mínima, em que o diagnóstico diferencial é hiperplasia epitelial ou carcinoma ductal de baixo grau.
2. Papilomas ductais com diagnóstico de fragmentos papilares estrelados, mas com marcada dispersão, onde o diagnóstico diferencial é carcinoma ductal de baixo grau.
3. Hiperplasia epitelial com fragmentos de tecido cribriforme ou micropapilar, em que o diagnóstico diferencial é de carcinoma ductal de baixo grau.
4. Hipercelularidade estromal sem atipia nuclear ou necrose em fibroadenomas típicos que elevam a possibilidade de um tumor *Phyllodes* de baixo grau.
5. Esfregaços de baixa celularidade com tecido epitelial diminuto, fragmentos e células individuais mostrando citoplasma excêntrico, que aumentam o diagnóstico diferencial do carcinoma lobular ou lobular carcinoma *in situ*.

Bibliografia

Abdelwahab Yousef AJ. Male Breast Cancer: Epidemiology and Risk Factors. *Semin Oncol.* 2017;44(4),267-72.

Alexander DD, Marimoto LM, Mink PJ et al. Summary and meta – analysis of prospective studies of animal fat intake and breast cancer. *Nutr Res.* 2010;25:1

Ali SZ e Parwani AV. Breast Cytopathologia. Springer; 2007.

Al-Kaise N. The spectrum of the "gray zone" in breast cytology. A review od 186 cases od atypical and suspicious cytology. *Acta Cytol.* 1994; 38:898-908.

Alvarez RH. Present and future evolution of advanced breast cancer therapy. *Breast Cancer Res.* 2010;12(Suppl 2):S1.

American Cancer Society Breast Cancer. Atlanta: American Cancer Society. 2009-2010.

Arpino G, Bardou VJ, Clark GM, et al. Infiltrating lobular carcinoma of the breast: tumor characteristics and clinical outcome. *Breast Cancer Res.* 2004; 6, R149-R156.

Arum B. Ductal labage breast cancer assessment of breast cancer. *Oncologist.* 2004;9(6):599-605.

Bach MM, Barclay THC, Cutler SJ et al. Association of atypical characteristics of benign breast lesions with subsequent risk of breast cancer. *Cancer.* 1972;29:338-43.

Battle E, Sancho E, Franci C et al. The transcription factor snail is a repressor of E-cadherin gene expression in epithelial tumour cells. *Nat Cell Biol.* 2000;2:84-9.

Bauab SP, Maranhão N. Procedimentos invasivos mamários orientados por imagem. In: Aguillar VLN, Bauab SP, Maranhão NM. *Mama: diagnóstico por imagem: mamografia, ultrasonografia, ressonância magnética.* Rio de Janeiro: Revinter, 2009.

Bell DW. Our changing view of the genomic landscape of cancer. *J Pathol.* 2010;220:231-43.

Berner A, Lund-Iversen M, Nesland JM. Fine needle aspirations in oncology. *Arkh Patol.* 2011 Jul-Aug;73(4):21-6.

Bertram JS. The molecular biology of cancer. Mol. *Aspects Med.* 2000;21:167-223.

Bhargava R. et al. Immunohistochemical surrogate markers of breast cancer molecular classes predicts response to neoadjuvant chemotherapy: a single institutional experience with 359 cases. *Cancer.* 2010;116:1431-9.

Bibbo M, Wilbur DC. Comprehensive Cytopathology. Editora Saunders Elsevier. 3. ed., 2008.

Bland KI, Copeland III EM. The breast: comprehensive management of benign and malignant diseases. 3th ed. Philadelphia: W.B. Saunders; 2004.

Bodian CA, Perzim KH, Latters R et al. Prognostic significance of benign proliferative. *Cancer.* 1993;71(12):3896-907.

Bofin AM, Lydersen S, Hagmar BM. Cytological criteria for the diagnosis of intraductal hyperplasia, ductal carcinoma in situ, and invasive carcinoma of the breast. Diagn *Cytopathol.* 2004;31(4):207-15.

Bonzanini M, Gilioli E, Brancato B, et al. The cytopathology of ductal carcinoma in situ of the breast. A detailed analysis of fine needle aspiration cytology of 58 cases compared with 101 invasive ductal carcinomas. *Cytopathology.* 2001;12:107-19.

Boyd NE, Guo H, Martin IJ et al .Mammographic density and the risk and detection of breast cancer. *N Engl J Me*d. 2007;356(3);227.

Carter D, Smith RRL. Carcinoma in situ of the breast. *Cancer.* 1977;40:1189-93.

Cervera Deval J, Sentís Crivillé M, Zulueta JJ. Sobrediagnóstico en cribado de cáncer. *Radiología.* 2015;57(3):188-92.

Chang P, Wang T, Yao Q et al. Absence of human papillomavirus in patients with breast cancer in north-west China. *Med Oncol.* 2012;29:521-5.

Cheang MCU et al. Immunohistochemical detection using the new rabbit monoclonal antibody SP1 of estrogen receptor in breast cancer is superior to mouse monoclonal antibody 1D5 in predicting survival. *J Clin Oncol.* 2006;24:5637-44.

Cheang MCU et al. Ki67 Index, HER2 Status, and Prognosis of Patients With Luminal B *Breast* Cancer. *J Nat. Cancer Inst.* 2009;101:736-50.

Chen W, Zheng R, Zuo T, et al. National cancer incidence and mortality in China. *Chin J Can Res = Chung-Kuo Yen Cheng Yen Chiu.* 2012;28(1):1-11.

Cho EY, Oh YL. Fine-needle aspiration cytology of sclerosing adenosis of the breast. *Acta Cytol.* 2001;45:353-9.

Ciatto S, Del Turco MR, Bonardi R et al. Non-palpable lesions of the breast detected by mamography: review of 1182 consecutive histologically confirmed cases. *Eur J Cancer.* 1994;30A:40-4.

Cibas ES, Ducatman BS. Cytology. Diagnostic Principles and Clinical Correlates. 3th ed. Lippincott Williams Wikins, 2008.

Collins LC, Boer HJ, Tamoni RM et al .The influence of family history on breast cancer. Nurse's Healthy Study. *Cancer.* 2006,1071(6):1240-47.

Conganat. III Congreso Virtual Hispanoamericano de Anatomia Patológica. Diponível em: https://conganat.uninet.edu/IIICVHAP/conferencias/010/. Acesso em: 10 de outubro de 2018.

Dawson AE, Mulford DK, Sheils LA. The cytopathology of proliferative breast disease: comparison with features of ductal carcinoma in situ. *Am J Clin Pathol.* 1995;103:438-42.

De Albuquerque A, Kubisch I, Ernst D et al. Development of a molecular multimarker assay for the analysis of circulating tumor cells in adenocarcinoma patients. *Clin Lab.* 2012;58:373-84.

De Villiers EM, Sandstrom RE, zur Hausen H, Buck CE. Presence of papillomavirus sequences in condylomatous lesions of the mamillae and in invasive carcinoma of the breast, *Breast Cancer Res.* 2005;7(1):R1-R11.

DeMay RM, The Art & Science of Cytopathology. Chicago, IL: ASCP Press; 1996.

Dennison G, Anand R, Makar SH, Pain JA: A Prospective Study of the Use of Fine-Needle Aspiration Cytology and Core Biopsy in the Diagnosis of Breast Cancer. *Breast J.* 2003;9(4):491-3.

Dent DM, Cant PJ. Fibroadenoma. *World J Surg.* 1989;13(6):706-10.

DeSantis C, Ma J, Bryan L, Jemal A. Breast cancer statistics, 2013. *Cancer J Clin.* 2014;64(1),52-62.

Dixon JM, Miller WR, Scott WN, et al. The morphological basis of human breast cyst populations. *Br J Surg.* 1983;70:604-6.

Dos Santos GD, Chubaci RYS. O conhecimento sobre o câncer de mama e a mamografia das mulheres idosas frequentadoras de centros de convivência em São Paulo (SP, Brasil). *Ciência & Saúde Coletiva.* 2011;16(5):2533-40.

Dupont WD, Page DL. Risk factors for breast cancer in women with proliferative breast disease. *N Engl J Med.* 1985;312(3);146.

Dupont WD, Parl FF, Hartman WH et al. Breast cancer risk associated with proliferative breast disease with atypical hyperplasia. *Cancer.* 1993;71:1258-65.

Emsler VL. The epidemiology of benign breast disease. *Epidemiol Rev.* 1981;3:184-202.

Fabian CJ, Kimler BF, Zalles CM, et al. Short-term breast cancer prediction by random periareolar fine-needle aspiration cytology and the Gail risk model. *J Natl Cancer Inst.* 2000;92(15):1217-27.

Ferlay J, Aurier P, Bornial M et al .Estimates of cancer: incidence and mortality in Europe in 2006. *An Oncol.* 2007;18(3)581.

Field A, Mak A. The fine needle aspiration biopsy diagnostic criteria of proliferative breast lesions: a retrospective statistical analysis of criteria for papillomas and radial scar lesions. *Diagn Cytopathol.* 2006;35:386-97.

Field AS, Schmitt F, Vielh P: IAC Standardized Reporting of Breast Fine-Needle Aspiration Biopsy Cytology. *Acta Cytologica.* 2017;61:3-6.

Filho GB. Bogliolo - Patologia, 8. ed. Guanabara Koogan. 2011.

Filipova A, Seifrtova M, Mokry J, et al. Breast cancer and cancer stem cells: a mini-review. *Tumori.* 2014;363-9.

Fisher ER, Palekar AS, Redmond C, et al. Pathologic findings from the National Surgical Adjuvant Breast Project (protocol No. 4) VI. Invasive papillary cancer. *Am J Clin Pathol.* 1980;73:313-22.

Fitz Gibbons PL, Henson DE, Hutter RV. Benign breast changes and the risk for subsequent breast cancer: an update of the 1985 consensus statement .Cancer committee of college of American Pathologists. *Arch Pathol Lab Med.* 1998;122(12)1053.

Fletcher SN, Black W, Harris R et al. Report of the international workshop on screening for breast cancer. *J Nath Cancer Inst.* 1993;851(20):1644-56.

Franzen S, Zajicek J. Aspiration biopsy in diagnosis of palpable lesions of breast: critical review of 3479 consecutive biopsies. *Acta Radiol.* 1968;7:241-62.

Freitas Júnior R, Paulinelli RR, Moreira MAR. Fatores Associados ao Material Insuficiente em Punção Aspirativa por Agulha Fina nos Nódulos Sólidos da Mama. *Rev Bras Ginecol Obstet.* 2001 Dec;23;0.

Freitas Junior, Nunes RD, Martins E, et al. Prognostic factors and overall survival of breast cancer in the city of Goiania, Brazil: a population-based study. *Rev Col Bras Cirurgiões.* 2017;44(5):435-43.

Fu L, Tsuchiya S, Matsuyama I, et al Clinicopathologic features and incidence of invasive lobular carcinoma in Japanese women. *Pathol Int.* 1998;48:348-54.

Furtado A, Nogueira R, Tente D, et al. Estudo Retrospectivo da Patologia Mamária. Diagnóstico por Biópsia Aspirativa e Correlação. Cito-Histológica. *Acta Med Port.* 2007;20:491-94.

Ganosan S, Karthik G, Joshi M, et al. Ultrasound spectrum in intraductal papillary neoplasms of breast. *Br J Radiol.* 2006;79:843-9.

Gent HJ, Sprenger E, Dowlatshahi K. Stereotaxic needle localization and cytological diagnosis of occult breast lesions. *Ann Surg.* 1986;204:580-4.

Ghoncheh M, Pournamdar Z, Salehiniya H. Incidence and Mortality and Epidemiology of Breast Cancer in the World. *Asian Pac J Cancer Prev.* 2016;17:43-6.

Giarnieri E. Disponível em: www.cellnetpathology.com. Acesso em: 11 de outubro de 2018.

Glerean A, Simões MJ. Fundamentos de Histologia. Santos. Editora Gen, 2013.

Gonçalves CV, Camargo VP, Cagol JM, et al. Women's knowledge of methods for secondary prevention of breast cancer. *Ciência & Saúde Coletiva.* 2017;22(12):4073-82.

Gould Rothberg BE, Bracken MB. E-Cadherin immunohistochemical expression as a prognostic factor in infiltrating ductal carcinoma of the breast: a systematic review and meta-analysis. *Breast Cancer Res Treat.* 2006;100:139-48.

Gray W, Kocjan G. Diagnostic cytopathology. Elsevier. 3th ed.

Greeley CF, Frost AR. Cytologic features of ductal and lobular carcinoma in the needle aspirates of the breast. *Acta Cytol.* 1997;41:333-40.

Guarino M, Rubino B, Ballabio G. The role of epithelial mesenchymal transition in cancer pathology. *Pathology.* 2007;39:305-18.

Hajdu SI, Ehya H. Foundation of diagnostic cytology. *Ann Clin Lab Sci.* 2008;38(3):296-9.

Hamed H, Coady A, Chaudary MA, Fentiman IS. Follow-up of patientes with aspirated breast cysts is necessary. *Arch Surg.* 1989;124:253-5.

Hammond MEH. et al. American Society of Clinical Oncology/College of American Pathologists guideline recommendations for immunohistochemical testing of estrogen and progesterone receptors in breast cancer (unabridged version). *Arch Pathol Lab Med.* 2010;134:e48-72.

Hellman, S. Karnofsky Memorial Lecture. Natural history of small breast cancers. *J Clin Oncol* 1994;12:2229-34.

Hofmeyer S, Pekár G, Gere M, et al. Comparison of the subgross distribution of the lesions in invasive ductal and lobular carcinomas of the breast: a large-format histology study. *Int J Breast Cancer.* 2012;ID:436141.

Hondermarck H. et al. Proteomics of breast cancer: the quest for markers and therapeutic targets. *J. Proteome Res.* 2008;7:1403-11.

Hsiao YH, Tsai HD, Chou MC, Man Yg. The Myoepithelial Cell Layer May Serve As a Potential Trigger Factor for Different Outcomes of Stage-Matched Invasive Lobular and Ductal Breast Cancers. *Int J Biol Sci.* 2011;7(2):147-53.

Hsu C, Lu T, Chin LW, et al. Possible DNA Viral Factors of Human Breast *Cancer.* 2010;8,498-512.

Huang YJ, Shu QJ. The role of fine needle aspiration cytology in the diagnosis of breast lesions. *Oncol J.* 2003,9:120-1.

Hunter KW, Crawford NP, Alsarraj J: Mechanisms of metastasis. *Breast Cancer Res* 2008;(Suppl 1):S2.

Husemann Y, Geigl JB, Schubert F et al. Systemic spread is an early step in breast cancer. *Cancer Cell.* 2008;13:58-68.

Hussain M, Cunnick G.H. Management of lobular carcinoma in-situ and atypical lobular hyperplasia of the breaste. A review. *EJSO* 37 (2011) 279-289.

Hutchinson WB, Thomas DB, Hamlin WB, et al. Risk of breast cancer in women with benign breast disease. *J Natl Cancer Inst.* 1980;65:13-20.

Instituto Nacional de Câncer José Alencar Gomes da Silva (INCA). *Estimativa 2018: incidência de câncer no Brasil* (Coordenação de Prevenção e Vigilância). Rio de Janeiro, RJ. 2017. Disponível em: http://www.inca.gov.br/estimativa/2018/estimativa-2018.pdf

Ishikawa T, Hamaguchi Y, Tanabe M, et al. False-Positive and False-Negative Cases of Fine-Needle Aspiration Cytology for Palpable Breast Lesions. *Breast Cancer*. 2007;14(4):388-92.

Jain S, Gradishar WJ. Male Breast Cancer. In *The Breast* (p. 974–980.e2). Elsevier. 2018.

James JJ et al. Bone metastases from breast carcinoma: histopathological–radiological correlations and prognostic features. *Br. J. Cancer*. 2003;89,:660-5.

Jayaram G, Sthaneshwar P. Fine-needle aspiration cytology of phyllodes tumors. *Diagn Cytopthol*. 2002;25:222-7.

Jelovac D, Emens LA. HER2-directed therapy for metastatic breast cancer. *Oncology (Williston Park)*. 2013; Mar;27(3):166-75.

Jemal A, Bray F, Center MM, Ferlay J, Ward E, Forman D. Global cancer statistics. *CA Cancer J Clin*. 2011;61:69-90.

Justin M, Balko, Luis J. Schwarz, Neil E. Bhola, Richard Kurupi, Phillip Owens, Todd W. Miller, Henry Gomez, Rebecca S. Cook, and Carlos L. Arteaga. Activation of MAPK Pathways due to DUSP4 Loss Promotes. Cancer Stem Cell-like Phenotypes in Basal-like Breast Cancer. Tumor and Stem Cell Biology. *Cancer Res*. 2013;73(20).

Kemp C, Elias S, Borrelli K et al. Punção Aspirativa por Agulha Fina Orientada por Ultra-Sonografia em Lesões Não palpáveis. *Rev Bras Ginecol Obstet*. 2001 Jun;23(55).

Khandekan MJ, Cohen P, Spiegelman BM. Molecular Mechanisms of cancer development in obesity. *Nat Rev Cancer*. 2011;24:11886-95.

Khandeparkar SG, Deshmukh SD, Bhayekar PD: A rare case of apocrine carcinoma of the breast: cytopathological and immunohistopathological study. *J Cytol*. 2014;31:96-8.

Kodlin D, Winger EE, Morgenstern NL, et al. Chronic mastopathy and breast cancer, a follow-up study. *Cancer*. 1977;39:2603-7.

Kooistra B, Wauters C, Strobbe L: Indeterminate Breast Fine-Needle Aspiration: Repeat Aspiration or Core Needle Biopsy? *Ann Surg Oncol*. 2009;16:281-4.

Koscielny S et al. Breast cancer: relationship between the size of the primary tumour and the probability of metastatic dissemination. *Br. J. Cancer*. 1984;49;709-15.

Layfield LJ, Dodd LG. Cytologically low grade malignancies: an important interpretative pitfall responsible for false negative diagnoses in fine-needle aspiration of the breast. *Diagn Cytopathol*. 1996;15:250-9.

Lee BL. Breast Cancer in Brazil: Present statistic and future goals. *Lancet Oncology*. 2012;13:95-102.

Lehmann U. Lobular breast cancer - the most common special subtype or a most special common subtype? *Breast Cancer Res*. 2015;17.

Levine PH, Waisman J, Yanj GC. Aspiration cytology of cystic carcinoma of the breast. *Diagn Cytopathol*. 2003;28:39-44.

Lieu D. Breast imaging for interventional pathologists. *Arch Pathol Lab Med*. 2013;137(1):100-19.

Lieu D. Value of cytopathologist performed US guided FNAB as a screening test for US guided core needle biopsy in nonpalpable breast lesions. *Diagn Cytopathol*. 2009;37:262-9.

Lim JC, Al-Masri H, Salhadar A, et al. The significance of the diagnosis of atypia in breast fine-needle aspiration. *Diagn Cytopathol*. 2004;31:285-8.

Lisanti MP et al. Oncogenes induce the cancer-associated fibroblast phenotype: metabolic symbiosis and "fibroblast addiction" are new therapeutic targets for drug discovery. *Cell Cycle Georget*. 2013;12:2723-32.

Liu QH, Hong J, Liu Y, et al. Application of Fine needle Aspiration Biopsy Under Ultrasonic Guidance in the Diagnosis of Breast Lesions. *J Math Medic*. 2010;23:216-17.

Ljung BM, Drejet A, Chiampi N, et al. Diagnostic accuracy of fine-needle aspiration biopsy is determined by physician training in sampling technique. *Cancer Cytopathol*. 2001;93(4):263-8.

Love SM, Gelman RS, Silen W. Fibrocystic "disease" of the breastda nondisease? *N Engl J Med*. 1982;307:1010-4.

Love SM., Lindsey K. *Dr Susan Love's Breast Book (third edition)*, Cambridge, Perseus Publishing, 2000, p. 284.

Lu B, Chen BX, Sun FX, et al. The value of ultrasound-guided fine needle aspiratory with continuous negative pressure in diagnosis of breast disease. *Chin J of Clinical Rational Drug Use*. 2010,3:106-7.

Luu T, Chung C, Somlo G. Combining emerging agents in advanced breast cancer. *Oncologist*. 2011;16:760-71.

Ly A, Ono JC, Hughes KS, et al. FNAB of palpable breast masses: patterns of clinical use and patient experience. *J Natl Compr Canc Netw*. 2016;14:527-36.

Maia MA, Chojniak R, Lima EN, et al. Ultrasound-guided fine-needle aspiration detects nonpalpable axillary metastases in breast cancer patients who are candidates for the sentinel lymph node procedure. *Breast J*. 2011;17(3):317-8.

Martin HE, Ellis EB. Biopsy of needle puncture and aspiration. *Ann Surg*. 1930;92:169-81.

Masood S, Frykberg ER, McLellam GL, et al. Prospective evaluation of radiologically detected fine need aspiration biopsy of nonpalpable breast lesions. *Cancer*. 1990;66(7):1482.

Masood S, Khalbuss W.E. Nipple Fluid Cytology. *Clin Lab Med*. 2005;25:787-94.

Masood S, Rasty G. Potential value of cytology in the detection of breast cancer precursors by fine needle aspiration biopsy: "The future pap smear for breast cancer". *Acta Cytol*. 1999;43:890.

Masood S. Cytomorphology as a Risk Predictor: Experience with Fine Needle Aspiration Biopsy, Nipple Fluid Aspiration, and Ductal Lavage. *Clin Lab Med*. 2005;25:827-43.

Masood S. Cytomorphology of Fibrocystic Change, High-Risk Proliferative Breast Disease, and Premalignant Breast Lesions. *Clin Lab Med*. 2005;25:713-31.

Masood S. Cytopathology of the breast. Chicago, IL. ASCP Press; 1995.

Mendoza P, Lacambra M, Tan PH, et al. "Fine Needle Aspiration Cytology of the Breast: The Nonmalignant Categories," *Patholog Res Int*. 2011;547580.

Mies C, Rosen PP. Juvenile fibroadenoma with atypical epithelium. *Am J Surg Pathol*. 1987;11(3):184-90.

Navarrete MA, Maier CM, Falzoni R, et al. Assessment of the proliferative, apoptotic and cellular renovation indices of the human mammary epithelium during the follicular and luteal phases of the menstrual cycle. *Breast Cancer Res*. 2005;7(3):R306-13.

Nazario ACP, Araújo Neto JT. Alterações funcionais benignas da mama. In: Baracat EC, Lima GR. Guia de ginecologia. São Paulo: Manole; 2005:629-33.

NazárioI ACP; Regoll MF, Oliveira VM. Nódulos benignos da mama: uma revisão dos diagnósticos diferenciais e conduta. *Rev Bras Ginecol Obstet*. 2007;29(4).

O'Flynn EA, Wilson AR, Michell MJ. Image-guided breast biopsy: state-of-the-art. *Clin Radiol*. 2010;65(4):259-70.

OMS. Organização Mundial da Saúde (World Health Organization). Disponível em: http:// www.who. int. Acesso em: maio de 2013.

Orel SR, Sterett AF, Wuitaker D. Fine Needle aspiration Cytology. 4a. Edição. Churchill Livingstone. 2005.

Pagani C, Coscia DR, Dellabianca C, et al. Ultrasound guided fine-needle aspiration cytology of breast lesions. *J Ultrasound*. 2011; Dec;14(4):182-7.

Pantanowitz L, Lyle S, Tahan SR. Fibroadenoma of the eyelid. *Am J Dermatopathol*. 2002;24(3):225-9.

Paredes J. et al. P-cadherin and cytokeratin 5: useful adjunct markers to distinguish basal-like ductal carcinomas in situ. *Virchows Arch. Int J Pathol*. 2007;450:73-80.

Pareja F, Corben AD, Brennan SB, et al. Breast intraductal papillomas without atypia in radiologic-pathologic concordant core-needle biopsies: rate of upgrade to carcinoma at excision. *Cancer*. 2016; 122:2819-27.

Pattari SK, Dey P, Gupta SK, et al. Myoepithelial Cells: Any role in aspiration cytology smears of breast tumors? *CytoJournal.* 2008;5:9.

Pinamonti M, Zanconati F, Vielh P. Breast Cytopathology. Assessing the Value of FNAC in the Diagnosis of Breast Lesions. Monographs in Clinical Cytology, Karger, 2018, 1st Edition.Vol. 24.

Pinamonti M, Zanconati F. Breast Cytopathology. Assessing the Value of FNAC in the Diagnosis of Breast Lesions. Karger, 2018.

Pisano ED, Fajardo LL, Caudry DJ, et al. Fine-Needle Aspiration Biopsy of Nonpalpable Breast Lesions in a Multicenter Clinical Trial: Results from the Radiologic Diagnostic Oncology Group V. *Radiology.* 2001,219:785-792.

Rahal RMS, Freitas Júnior R, Cunha LC, et al. Ectasia ductal mamária: uma revisão. *Rev Bras Mastologia.* 2012;22(2):57-65.

Rakha EA. et al. Are triple-negative tumours and basal-like breast cancer synonymous? *Breast Cancer Res.* 2007:9:404; author reply 405.

Rosai J e Ackeman's. Surgical Pathology. Ed. Elsevier Inc, 2004.

Rosen PP. Rosen's Breast Pathology. 3th ed. Lippncott Williams & Wilkins, 2008.

Ross MH, Pawlina W. Ross Histologia - Texto e Atlas: Correlações com Biologia Celular e Molecular, 7. ed. Guanabara Koogan, 2016.

Rubin M, Horiuchi K, Joy N, et al. Use of Fine Needle Aspiration for Solid Breast Lesions Is Accurate and Cost-Effective. *The Am J Surg.* 1997;7:694-8.

Sandders ME, Simpson JF. Breast Pathology. Consultant pathology series; v.6. Ed. Demos Medical Publishing, LLC. Ney York, NY-EUA. 2014

Sauer T, Young K, Thoresen SS: Fine needle aspiration cytology in the work-up of mammographic and ultrasonographic finding in breast cancer screening: an attempt at differentiating in situ and invasive carcinoma. *Cytopathology.* 2002;13:101-10.

Schmitt F, Tan PH, Tse G. Fine Needle Aspiration Cytology of the Breast. Atlas of Cyto-Histologic Correlates. Springer, 2013.

Shachaf CM. et al. Rehabilitation of cancer through oncogene inactivation. *Trends Mol. Med.* 2005;11:316-21.

Shahla M. Cytopathology of the Breast. *ASCP Press.* 1995;vol. 5.

Shin HJ, Sneige N. Is a diagnosis of infiltrating versus in situ ductal carcinoma of the breast possible in fine-needle aspiration specimens? *Cancer.* 1998;84:186-91.

Silverman JF, Lannin DR, O'Brien K, et al. The triage role of fine needle aspiration biopsy of palpable breast masses: Diagnostic accuracy and cost effectiveness. *Acta Cytol.* 1987;31:731-6.

Simomoto MM, Nazario AC, Gebrim LH, et al. Morphometric analysis of the epithelium of mammary fibroadenomas during the proliferative and secretory phases of the menstrual cycle. *Breast J.* 1999;5(4):256-61.

Smetherman DH. Screening, imaging, and image-guided biopsy techniques for breast cancer. *Surg Clin North Am.* 2013; Apr;93(2):309-27.

Sneige N, Staerkel GA: Fine-needle aspiration cytology of ductal hyperplasia with and without atypia and ductal carcinoma in situ. *Hum Pathol.* 1994;25:485-92.

Soetjomataram, Isabelle et al. Global burden of cancer in 2008: A systematic analysin of disability – adjusted life-years in 12 regions. *Lancet.* 2012 Nov;380:1840-56.

Spieler P e Rössle. Nongynecologic Cytopatology. A Practical Guide. Springer, 2012.

Tao Z, Shi A, Lu C, et al. Breast Cancer: Epidemiology and Etiology. *Cell Biochem Biophys.* 2015;72(2):333-8

Tiezzi DG. Epidemiologia do câncer de mama. *Rev Bras Ginecol Obstet.* 2009;31(5):213-5

Tomazelli JG, Migowski A, Ribeiro CM, et al. Avaliação das ações de detecção precoce do câncer de mama no Brasil por meio de indicadores de processo: estudo descritivo com dados do Sismama, 2010-2011. *Epidemiol Serv Saúde.* 2017;26(1):61-70.

Tsuchiya S, Akiyama F, Moriya T, et al. A new reporting form for breast cytology. *Breast Cancer.* 2009;16(3):202-6.

Turk JL. Sir James Paget and his contributions to pathology. *Int J Exp Pathol.* 1995; Dec;76(6):449-56.

U.S. Breast Cancer Statistics | Breastcancer.org. 2018. Disponível em: http://www.breastcancer.org/symptoms/understand_bc/statistics Acesso em: 17 de Março de 2018.

US Preventive Service Task Force. Genetic risk assement and BRCA 1 mutation testing for breast and ovarian cancer susceptibility: recommendation statement. *Ann Intern Med.* 2005;143(5):355.

Vandromme MJ, Umphrey H, Krontiras H. Image-guided methods for biopsy of suspicious breast lesions. *J Surg Oncol.* 2011; Mar 15;103(4):299-305.

Villiers EM, Sandstrom RE, zur Hausen H, et al. Presence of papillomavirus sequences in condylomatous lesions of the mamillae and in invasive carcinoma of the breast. *Breast Cancer Res* 2005;7(1):R1-R11.

Visscher DW, Nassar A, Degnim AC, Frost MH, Vierkant RA, Frank RD, Tarabishy Y, Radisky DC, Hartmann LC: Sclerosing adenosis and risk of breast cancer. *Breast Cancer Res Treat.* 2014;144:205-12.

Vogel VG. Epidemiology of Breast Cancer. In *The Breast.* 2018; p. 207-218.e4. Elsevier.

Wanebo HJ, Feldman PS, Wilhelm MC et al. Fine needle aspiration cytology in lieu of open biopsy in management of primary breast cancer. *Ann Surg.* 1984;199:569-78.

WHO | Breast cancer: prevention and control. (2016). Disponível em: http://www.who.int/cancer/detection/breastcancer/en/ Acessado em 17 de Março de 2018.

WHO. GLOBOCAN 2012: estimated cancer incidence, mortality and prevalence worldwide in 2012. 2014.

Wolff AC. et al. American Society of Clinical Oncology/College of American Pathologists guideline recommendations for human epidermal growth factor receptor 2 testing in breast cancer. *Arch Pathol Lab Med.* 2007;131:18-43.

Wood LD. et al. The genomic landscapes of human breast and colorectal cancers. *Science.* 2007;318:1108-13.

Wrensch MR, Petrakis NL, King EB, Miike R, et al. Breast Cancer Incidence in Women with Abnormal Cytology in Nipple Aspirates of Breast Fluid. *Am J Epidemiol*, 1992;135(2):130-41.

Wrensch MR, Petrakis NL, King EB, Miike R, et al. Breast Cancer Incidence in Women with Abnormal Cytology in Nipple Aspirates of Breast Fluid. *Am J Epidemiol,* Volume 135, Issue 2, 15 January 1992.

Yamashita H. Tumor biology in estrogen receptor-positive, human epidermal growth factor receptor type 2-negative breast cancer: Mind the menopausal status. *J Clin Oncol.* 2015;6(6):220.

Yu YH, Wei W, Liu JL. Diagnostic value of fine-needle aspiration biopsy for breast mass: a systematic review and meta-analysis. *BMC Cancer.* 2012; Jan;12:41.

Zajicek J. Aspiration biopsy cytology, part I: citology of supradiaphragmatic organs. *Monogr Clin Cytol.* 1974;4:1-211.

Zajicek J. Aspiration biopsy cytology. Aspiration in clinical cytology. *Acta Cytol.* 1974;18:192-7.

Zajicek J. et al. Aspiration biopsy of mammary tumors in diagnosis and research: a critical review of 2200 cases. *Acta Cytol.* 1967;11(3):169-75.

Zhang H, Zhu W, Biskup E, Yang W, Yang Z, Wang H, Hu G. Incidence, risk factors and prognostic characteristics of bone metastases and skeletal-related events (SREs) in breast cancer patients: A systematic review of the real world data. *J Bone Oncol.* 2018;11:38-50.

Zuska JJ, Crile JrG, Ayres WW. Fistulas of lactiferousa ducts. *Am J Surg.* 1951;81:312-7.

Índice Remissivo

Entradas acompanhadas por um *f* em itálico ou **q** em negrito indicam figuras e quadros, respectivamente.

A
Adenose
  esclerosante, 55
Alterações fibrocísticas, 41
  definição, 41
  histologia das, 41
Alterações mamárias
  benignas
    fibroepiteliais e papilares, 46
      fibroadenoma, 46
      papiloma intracístico, 50
      papiloma intraductal, 48
      tumor, 47
Alterações mamárias reativas, 35
  abscesso subareolar, 35
    definição, 35
    em homens, 35
  ectasia ductal, 35
  mastite
    aguda, 35
    crônica
      granulomatosa, 35
Amostras
  coleta e processamento de, 9
  cell block, 14
  citologia em meio líquido, 12
  coloração, 13
  descarga papilar, 9
    análise da, 10**q**
    coleta de, 9
  fixação, 12
  imuno-histoquímica, 13
  lavagem ductal, 12
  punção aspirativa por agulha fina (PAAF), 10
    de mama
      limitações, 11
      vantagens, 11

Avaliação microscópica, 25
  adequabilidade da amostra, 25
  classificação e localização das principais patologias mamárias, 32
  componentes citológicos mamários em amostra normal, 25

B
Biópsia
  percutânea
    a vácuo, 16

C
Câncer
  de mama, 1
    acometimento, 2
    carcinogênese mamária, 2
    classificação, 3
    diagnóstico, 3
      tardio, 4
    estratificação, 3
    mamografia, 3
    origem, 2
    rastreamento, 4
    taxa de mortalidade, 2
    taxas de incidência do, 2
Carcinoma apócrino, 72
  citologia do, 73
Carcinoma ductal, *65f*
  e lobular
    in situ e invasivo, 63
      citologia, 63, 66
Carcinoma medular, 72
  citologia do, 72
Carcinoma mucinoso, 70, *71f*
  citologia do, 70

ÍNDICE REMISSIVO

Carcinoma papilar, 69
   citologia do, 69
Carcinoma tubular, 70
   citologia do, 70
Carcinomas mamários, 60
   definição, 60
   imagens de alterações citomorfológicas, 61
Cell Block, 14
   vantagens da, 14
Cicatriz radial, 56
   citologia da, 56
Cistos, 41
   durante a lactação, 41
   faixa etária, 41
Cistos complexos
   exemplos de, *21f*
Cistos simples
   exemplos de, *19f*
Citologia mamária
   aspectos gerais sobre a, 4
     glândula mamária
       principais características
        anatômicas e histológicas, 5
   elaboração de laudos em, 74
     como montar o laudo, 76
     descrição das conclusões, 75
     índice citológico Masood, 76
     sistema Yokohama, 77
   em meio líquido, 12
   zona cinza na, 59
Coloração, 13
   de Papanicolaou, 13
     método adaptado, 13
     técnica de, 13
       May-Grünwald-Giemsa, 13

D
Descarga papilar, 9
   análise da, **10q**
   coleta, 9
   definição, 9
   espontânea, *9f*
   secreções da, 9

E
Ectasia ductal, 35
   definição, 35
   histologia, 35
Estroma, *30f*

F
Fibroadenoma, 47
   diferenciação, 47
   forma, 47
   frequência, 47
   risco, 47
Fixação, 12

G
Ginecomastia, 57
Glândula mamária
   principais características
     anatômicas e histológicas, 5
       estrutura externa e interna da mama, *6f*
   lesões, *33f*

H
Hiperplasia ductal
   atípica, 53
     citologia da, 53
   sem atipia, 53
     citologia, 53
     classificação, 53
     histologia, 53
Hiperplasia lobular, 53
   citologia da, 55

I
Imuno-histoquímica
   marcadores de câncer de mama, 13
     protocolo base, 14
Índice citológico Masood, 76

L
Lavagem ductal, 12
   definição, 12
   indicações, 12
   realização, 12
   vantagens, 12
Lesões mamárias
   malignas
     citologia das, 69
       carcinoma apócrino, 72
       carcinoma medular, 72
       carcinoma mucinoso, 70
       carcinoma papilar, 69
       carcinoma tubular, 69
   métodos de imagem para, 15
   na ultrassonografia, 19
   não inflamatórias, 41
     alterações fibrocísticas, 41
     alterações na gravidez e lactação, 44
     cistos, 41
     lipoma, 44
     necrose gordurosa, 44
Lesões pré-malignas e malignas
   citologia das, 59
     alterações citomorfológicas, 61
     características e padrões citológicos, 59
     carcinoma ductal e lobular, 63
     carcinomas mamários, 60
     zona cinza, 59
Lesões proliferativas
   epiteliais específicas, 53
     adenose, 55
       esclerosante, 55

cicatriz radial, 56
hiperplasia ductal, 53
  atípica, 53
  sem atipia, 53
hiperplasia lobular, 53
mamárias masculinas
  e ginecomastia, 57
Lipoma, 44

M
Macrófagos, *31f*
Mama
  câncer de, 1
    epidemiologia do, 1
      estratificação
        de acordo com a expressão gênica, **3q**
Mamografia, 3
  no câncer de mama, 15
Mamotomia, 16
Mastite
  aguda, 35, *37f*
    frequência, 35
  avaliação, 35
  crônica, *38f*
    granulomatosa, 35, *39f*
  definição, 35
Métodos de imagem
  procedimentos mamários guiados por, 15, 16
    avaliação de lesões mamárias, 15
    caracterização das lesões mamárias na US, 19
    complicações, 23
    cuidados pré-biópsia, 17
    introdução, 15
    PAAF guiada por ultrassonografia, 17
    técnica, 17

N
Necrose gordurosa, 44, *44f*
  esteatonecrose, 44
Neoplasia
  mamária, 2
Nódulos sólidos
  benignos, 20
  malignos, 20

P
Papanicolaou
  exame, 5
Papiloma
  intracístico, 50
    citologia do, 51
      padrão benigno, 51
      padrão maligno, 51
    punções hemorrágicas, 50
  intraductal, 48
    citologia do, 48
    diagnóstico, 48
    lesões papilares, 48
Patologias mamárias
  classificação e localização das, **32q**
Punção aspirativa, 5
  por agulha fina, 10, *18f*
    mamária, 10
      estatísticas, 11q
      indicações, 10
      limitações, 11
      vantagens, 11

R
Ressonância magnética
  no câncer de mama, 15

S
Sistema Yokohama, 77
Solução Cytolyt, 17

T
Tumor *phyllodes*, 47, *49f*

U
Ultrassonografia
  lesões mamárias na, 19
  mamária, 15
  PAAF guiada por, 17

Y
Yokohama
  sistema, 77